El extraño caso de la mielina perdida

(la esclerosis múltiple descifrada)

Rafael González Maldonado

Título: **El extraño caso de la mielina perdida**
Autor: **Rafael González Maldonado**

Editores adjuntos: Navío Acosta M, Ochoa Amor JJ.

Colaboraciones: Burguera Fernández JA, Castro García A,
Fernández Adarve M, González Redondo R, Guerrero Fernández M,
Jiménez Bullejos JL, López del Val LJ, Luna Sánchez S, Peinado
Herreros JM, Sánchez Vílchez E, Santiago Carranza E, Serrano D.

Prólogo: Eduardo Varela de Seijas

Portada y diseño: Jaime González Redondo
Rotulación: Álvaro González Redondo
Fotografía: Rafael González Redondo

1ª edición, octubre 1998.
Reedición, mayo 2013.

Edita: Rafael González Maldonado.

AVISO:
Cláusula de exención de responsabilidad sobre la información y la orientación
médicas. Este material no sustituye las recomencaciones de su médico con quien
debe consultarse cualquier asunto relacionado con su tratamiento o atención
médical Cuando mencionamos aquí un producto o terapia no significa que sea
prescrito o aprobado por nosotros.

El extraño caso
de la mielina perdida

(la esclerosis múltiple descifrada)

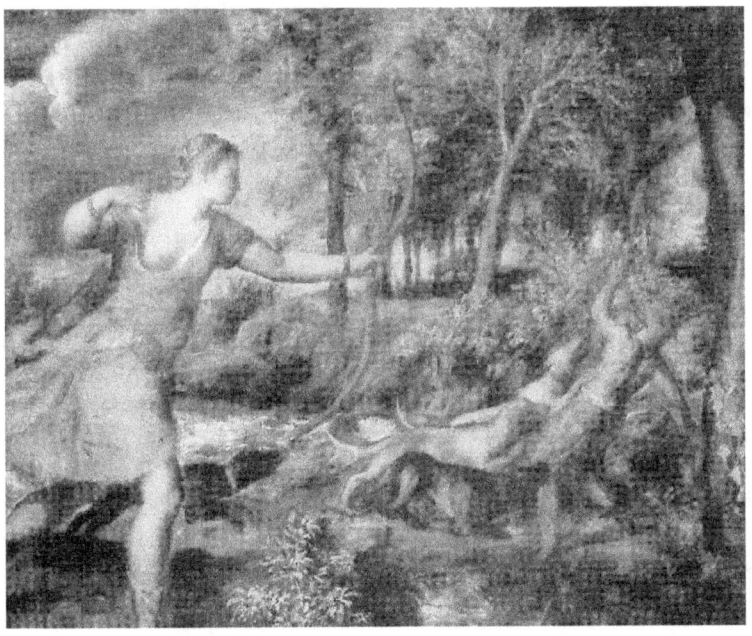

PORTADA. *Muerte de Acteón*. Tiziano, c.1565. National Gallery, London..

El mito de la autoinmunidad.
Acteón, transformado en ciervo por Diana, es devorado por sus propios perros que no le reconocen. En pacientes de esclerosis múltiple, la mielina "alterada" es destruída por linfocitos que no la reconocen como propia.

Rafael González Maldonado

A María José

En ti está la delicia, como está la crueldad en las espadas.
(J.L. Borges)

SUMARIO

Prólogo

Hace un año, el autor de este libro inició un original y atractivo estilo de comunicación científica con la publicación del *El extraño caso el Dr. Parkinson*. Si hubiera quedado como una obra solitaria, aún con todo el valor intrínseco que posee, sería un punto aislado en la biografía científica de Rafael González Maldonado. La publicación del libro que tienen Vds. en sus manos significa otro estimable punto de esa biografía, y dos puntos - según aprendimos en los primeros años de aquel ya arcaico bachillerato- definen una línea, en este caso una trayectoria intelectual.

No voy a analizar el fondo científico de la obra que constituye una formidable revisión, en algunos aspectos exhaustiva, de la situación actual, respecto al concepto de la enfermedad, etiopatogenia, fisiopatología, clínica, diagnóstico y tratamiento de la esclerosis múltiple. La bibliografia es muy completa y seleccionada y a la última, o *à la page* como diría un francés.

La riqueza de datos científicos y su actualización justificarían por sí solos su publicación como obra de consulta para médicos y de formación continuada para muchos neurólogos. Pero lo que hace original esta trayectoria editorial es el lenguaje que utiliza el autor y de los medios de que se vale para comunicar atractivamente y *"encantando"* al lector, ésta en principio árida para el no iniciado, extensa y confusa parcela de la patología neurológica. Como ya decía Hugo Liaño en el prólogo de *El extraño caso del Dr. Parkinson* el autor ha dado con la piedra filosofal de la comunicación médica escrita.

La comunicación científica se ha ido haciendo cada vez más críptica, en parte debida al enorme aumento de conceptos y datos científicos y la necesidad de condensarlos en artículos y libros cuya lectura no consuma excesivo tiempo. Pero la abundancia y abuso de neologismos, cultismos, xenismos, acrónimos, siglas, convencionalismos y epónimos que saturan los textos médicos actuales, hacen que su lectura sea inteligible sólo para los iniciados, de tal forma que un artículo de cardiología es difícilmente comprensible para un endocrinólogo o reumatólogo, y esto ocurre con todas las especialidades. Con frecuencia hay que releer un artículo en busca del significado de una sigla que se cruza en el discurrir de la lectura, con el consiguiente fiasco para las intenciones de economía de tiempo de su autor y desazón del que lo lee.

Detrás de esta evolución hacia la cripticidad de los textos se esconde probablemente un deseo de control del poder por un grupo limitado de personas. El dominio del conocimiento -considerado con razón como llave del poder- y control de su difusión por el lenguaje, ha sido ostentado desde las sociedades más primitivas hasta las más modernas por grupos cerrados que adoptan ritos y liturgia aptos solamente para los iniciados y en los que indefectiblemente hay un sumo sacerdote, un sanedrín y unos neófitos o aspirantes.

Esto ha ocurrido histórica y transculturalmente desde los pitagóricos a los masones o los rosacruz hasta las sociedades secretas de la Melanesia estudiados por *R.H.Codrington* o la sociedad Hung china. Estos grupos utilizan el lenguaje como principal elemento diferenciador respecto a la comunidad, que con frecuencia se ha ido haciendo artificialmente complejo. A fin de paliar esta fuerza centrífuga de la comunicación científica que dejaría un agujero negro en el conocimiento popular de la Ciencia surgen continuamente libros y publicaciones de divulgación.

Estos escritos suelen tener un doble vicio de origen, o sus autores son auténticos especialistas en la materia, en cuyo caso la mayoría de las veces y a su pesar, el lenguaje sigue siendo difícilmente inteligible para el gran público, o son aficionados o *eruditos a la violeta* que maltratan o tergiversan la realidad científica. En el primer caso sufre el lenguaje y en el segundo el concepto.

Como contrapunto a esto se desarrolla en este siglo la comunicación periodístico-publicitaria con objetivos diametralmente opuestos a los anteriores. En este caso lo que importa ante todo es atraer la atención del individuo-masa embotada por múltiples estímulos competitivos y después transmitir una idea o concepto reducido a planteamientos elementales con un lenguaje sencillo, conciso, claro y convincente y asequible a un público "masivo, hetereogeneo, anónimo y geográficamente disperso" (*C.C. Hopkins, McDougall*).

El reflejo condicionado con su juego recíproco de estímulo y respuestas es la base neuropsicológica sobre lo que reposa este planteamiento, debiendo ser el estímulo lo bastante potente y específico para atraer la atención de la persona a la que va dirigido. La captura de la atención del lector es pues el primer objetivo de la comunicación periodística-publicitaria y para ello el textista (palabra horrenda utilizada en lenguaje publicitario, pero que nos es útil para diferenciar al que redacta frases publicitarias del auténtico escritor) no repara en trucos, convencionalismos y llamadas más o menos burdas a los instintos o al entramado subconsciente.

¿Dónde se encuentra la obra que estamos comentando dentro de este bosquejo de la comunicación?. ¿Se trata de un escrito científico? ¿Es una obra de divulgación o una narrativa periodística? Precisamente en el análisis de esta encrucijada es donde se encuentra la originalidad y excelencia de la obra.

El extraño caso de la mielina perdida es una obra científica. El volumen de información a veces exhaustivo y el rigor con que está tratada, así lo avalan. Este libro no es una obra de divulgación, aunque sirva para dar a conocer o aclarar con transparencia meridiana a las personas interesadas en el tema, pacientes o médicos los aspectos fundamentales del problema y su estado actual, el *state of the art* que dirían los anglosajones.

El extraño caso de la mielina perdida no es una narración periodística pero utiliza su lenguaje con honestidad para atraer y mantener la atención del lector. Para ello el autor usa una amplia variedad de recursos. Igual que el gaucho argentino con sus boleadoras o el vaquero del lejano oeste con el lazo, reducen al potro salvaje, el autor captura la atención. Los titulillos enigmáticos que animan a seguir leyendo para descifrar su significado. Los párrafos cortos que evitan la fatiga del lector, el recurso a la anécdota, el lenguaje diáfano y que se apresura a aclarar cuando introduce algún tecnicismo, la cita literaria, histórica o mitológica oportuna, hacen la lectura amena y con ello se cumplen los deseos didácticos del autor. La profusión de citas humanísticas es tal que a veces asalta la duda de sí se trata de un enseñar humanismo a través de la patología médica o medicina a través del humanismo. En todo caso la combinación es perfecta para sus propósitos.

Especialmente feliz me parece la cita del **mito de Acteón**, rey de Tebas, devorado por sus canes instigados por la rencorosa *Diana* ¿mediante la incapacidad para reconocer a su amo? o ¿porque la diosa le recubrió con una piel de ciervo y los perros engañados desviaron hacia él su agresividad?, precisamente en esta disyuntiva se encuentran las dudas actuales para explicar la interrelación antígeno-anticuerpo y la falta de reconocimiento de los antígenos mielínicos propios (*Acteón*) por el sistema inmunitario pervertido (los perros). Nunca se ha explicado con más elegancia literaria el conflicto inmunológico en la esclerosis múltiple. Vemos cómo una vez más el mundo moderno está inscrito en el mundo clásico cuando alguien tiene los conocimientos y la sensibilidad para descubrirlos.

Auguro al *Extraño caso de la mielina perdida* el mismo éxito de la obra que le precede y me permito recomendar su lectura a los médicos en general que tendrán acceso a una información comprensible, clara, amena y actual del tema, a los neurólogos que aprenderán un método eficaz de comunicación con sus pacientes, pues como ya decía *Antifón* en el 474 a.C. el médico debe decir el mal... pero decirlo bien, y a los propios enfermos que en medio de sus quebrantos podrán comprobar que la ignorancia conocida es menos cruel anímicamente que la ignorancia fantasmal.

Prof. Eduardo Varela de Seijas[i]

---

[i] El Prof. Eduardo Varela de Seijas es uno de los grandes neurólogos españoles, formador de innumerables colegas en su Servicio del Hospital Clínico de Madrid. Su saber científico, permanentemente actualizado, se apoya en su inmensa y diversa cultura lo que le permite una concepción más amplia, humanística, en toda la extensión de la palabra. Tiene el gran defecto de una benevolencia exagerada cuando prologa a los amigos. Gracias, Eduardo.

Introducción

Las costas de Sicilia están sembradas de torres de vigilancia contra posibles invasores. Esa madrugada el vigía se quedó dormido y el barco vikingo llegó antes de que los habitantes de la aldea pudiesen huir. La victoria de los nórdicos fue muy rápida.

Mientras se emborrachaban repartieron el botín. A Guntar le correspondió una copa de plata y dos prisioneras; violó a la más joven y ordenó a la otra que le preparase un baño. Su fatigado cuerpo se relajaba en el agua caliente[i] cuando sintió unos hormigueos en las piernas, como los que tuvo en primavera, pero más intensos. Enseguida notó que perdía fuerza su mano izquierda y la angustia le embargó: sabía que era la maldita enfermedad de su familia.

La tenía su padre Ragnar, que gobernaba Thule sin poder levantarse de la silla desde hacía diez años. También su hermana Riita, que de niña perdió la vista, y la prima Sigrid de Escocia, que empezó a caminar como si estuviera borracha. El asustado Guntar no sabía que sus neuronas estaban perdiendo mielina y que su enfermedad se llamaría esclerosis múltiple. Aún no sabemos la causa pero, según la teoría de moda[411, 412], hay una predisposición genética que él y los de su raza estaban expandiendo.

Otros creen que los virus desencadenan esclerosis y que los transmitieron soldados británicos durante la segunda guerra mundial[271-273]. Algunos dicen que la culpa es de los perros o de los empastes dentales. Sabemos que la enfermedad abunda en países del

---

[i] Un baño caliente empeora o desencadena síntomas en los pacientes con esclerosis múltiple.

norte, y que afecta más a las mujeres, sobre todo si son ricas y viven en la ciudad. Nadie conoce a gitanos o esquimales que la sufran y hay quienes toman aceite de prímula para evitarla. Su evolución es tan diferente que nos preguntamos si hay una o varias esclerosis múltiples. ¿Se puede operar? ¿Funcionan esos tratamientos nuevos y caros?

Este libro resume y explica con amenidad la enorme información disponible sobre esclerosis múltiple. Con rigor científico y vocación divulgadora, intentamos "descifrar" al lector las claves de la enfermedad. Hay gran cantidad de datos salpicados de hipótesis curiosas, de citas favoritas y de sugerencias intuídas. Porque el saber (como el querer) ha de ser aliñado.

F1

1. Historias múltiples

La esclerosis múltiple es una enfermedad joven, porque afecta a jóvenes, y porque se conoce en época reciente. Las descripciones antiguas son pocas y dudosas (quizá antes se presentaba con síntomas diferentes). Su frecuencia va en aumento desde el siglo pasado[253].

LOS NOMBRES DE LA ENFERMEDAD

Podemos nombrar una enfermedad por su síntoma principal, como en la epilepsia o en la jaqueca. Otras veces se utiliza un epónimo, o sea, el nombre propio de quien la definió: demencia de Alzheimer o enfermedad de Parkinson. Pero ésta que nos ocupa no tiene un síntoma característico, ni un epónimo[i], y hasta su nombre varía según los países: los franceses la denominaron esclerosis en placas; los ingleses, esclerosis diseminada; y los americanos esclerosis múltiple.

UNA MONJA DEL SIGLO XIV

La primera persona con probable esclerosis múltiple había nacido en Holanda en 1380, se hizo monja y después fue santa[336]. Durante 37

---

[i] **Epónimo** significa *"el que da su nombre"*. En una ciudad, se llamaba epónimo al personaje (normalmente un magistrado o sacerdote) que le daba su nombre durante un año y figuraba en los decretos. Este honor acarreaba gastos y, en años de carestía, nadie quería asumir la eponimia; entonces la asignaban a un dios: por ejemplo, en Mileto, en los malos tiempos nombraban epónimo a Apolo[145].

años, Santa Lidwina von Schiedham sufrió síntomas neurológicos que empeoraban a temporadas, y que indicaban lesiones en múltiples zonas del sistema nervioso.

SI NO ERES CASTO SÉ CAUTO

Jorge III de Inglaterra no leía a Gracián[i]. No fue casto ni cauteloso y todos supieron la historia de su nieto ilegítimo, Augusto Federico d'Esté (1794-1848). Era primo biológico de la reina Victoria y, por sus diarios[150], sabemos que padeció esclerosis múltiple; a los veintiocho años escribe:

"Volvía de un funeral y me quedé ciego. Poco después, recuperé completamente la fuerza y claridad de visión". Cinco años después, en Florencia, recae: *"Permanecí muy débil durante veintiún días, con caídas porque mis piernas no eran capaces de sostener mi cuerpo".* En 1830, declina el ardor sexual que heredó de su abuelo: *"Tuve un enredo con una joven, y encontré que al unirme a ella había perdido mi saludable vigor".*

Las piernas siguen fallándole y cumple los cincuenta en silla de ruedas. El avance del temblor se refleja en el manuscristo, cuyas últimas líneas resultan ilegibles. Muere dos años después.

LA CRIADA TIENE QUIEN LE DESCRIBA

Para una criada con esclerosis múltiple era una suerte estar contratada en casa de Charcot. El padre de la Neurología clásica pudo seguir durante años los síntomas de su doncella (nistagmo, temblor intencional, palabra escándida) aunque... se equivocó en el

---

[i] Además de gran filósofo Baltasar Gracián era un buen jesuíta; a los sesudos varones que caían en debilidades de la carne les aconsejaba cautela para disimularlo: *"Consiste el crédito en el recato más que en el hecho, **que si no es uno casto, sea cauto**"*, decía inspirándose en un antiguo refrán latino (*Sis castior, sodalis, aut sis cautior*)[186].

diagnóstico: dijo que era una tabes, y la autopsia le desmintió: había múltiples zonas de esclerosis diseminadas[57].

UNA ENFERMEDAD *DES*-MIELINIZANTE

La esclerosis múltiple es una enfermedad desmielinizante: altera y destruye la mielina, esa membrana que envuelve a las fibras nerviosas largas (los axones) para protegerlas, aislarlas y mejorar su conducción eléctrica. Es una sustancia blanca brillante compuesta de lípidos y proteinas; la segregan los oligodendrocitos[i], unas células que rodean a las neuronas.

Cuando la mielina se destruye (desmielinización) el axón queda desnudo, sin protección, y no conduce bien el impulso nervioso. Entonces aparecen los síntomas, que serán distintos según el sitio afectado del cerebro o de la médula espinal.

ABRID LOS CADÁVERES Y VERÉIS LA ENFERMEDAD[ii]

"No existe enfermedad sin sede ni sin causa", decían los médicos antiguos. Y abrieron los cadáveres buscando en las lesiones del cuerpo la explicación de los síntomas: había nacido la anatomía patológica.

La lesión básica de la esclerosis múltiple se llama "placa" y hay dudas sobre quién la describió primero. En un hermoso atlas por entregas (1829-1842), Cruveilhier[99] hablaba de zonas de consistencia firme, formando *"manchas"* o *"islas"* en un paciente con *"paraplejia por degeneración gris de los cordones de la médula espinal"*. Pero cuando

---

[i] Oligodendrocitos es una palabra compuesta de términos griegos: *oligos* (pequeño), *dendros* (prolongación, ramificación) y *citos* (célula), es decir, células con pequeñas prolongaciones.

[ii] *"Abrid los cadáveres y veréis la enfermedad"*, decía Morgani (1682-1771) en su libro *De sedibus et causis morborum* (Sobre las sedes y causas de las enfermedades). Es el principio de la Anatomía Patológica: las causas de una enfermedad se buscan en las lesiones del cuerpo.

salió ese capítulo ya se conocían las ilustraciones de Robert Carswell (1838) sobre *"una peculiar enfermedad de la médula y tronco del encéfalo con zonas atróficas y descoloridas"* [83].

DIAGNOSTICARLOS TODAVÍA VIVOS

Los anteriores hablaban de autopsias. En 1849 el alemán Frerichs diagnosticó el primer paciente vivo: dijo que tenía *"Hirnsclerose"*[165] y, siete años después, la autopsia demostró su acierto.

El que definió con claridad los síntomas de esclerosis múltiple fue Jean Marie Charcot, en sus famosas sesiones clínicas del Hospital de la Salpêtrière (1872-1873). La separó de la esclerosis lateral amiotrófica a la que sólo se parece en el nombre. Resaltó que los pacientes con esclerosis múltiple tienen un temblor "intencional", cuando van a hacer un movimiento, diferente del de los parkinsonianos (tiemblan en reposo). También describió el nistagmo (una oscilación de los ojos) y la palabra escándida: hablan como si estuvieran borrachos.

A esos tres síntomas (temblor, nistagmo y palabra escándida) los bautizaron como tríada clásica de Charcot. Él mismo le quitó importancia y repetía que un enfermo podía tener esclerosis múltiple aunque faltara uno, dos o los tres síntomas. Tenía razón: la tríada es muy rara al comienzo y menos del 10 % de los enfermos llegarán a presentarla. Hoy en día no se considera típica[391].

LAS HISTÉRICAS NO LEVANTAN EL DEDO GORDO

Eso dijo Babinski en el siglo XIX, cuando las consultas estaban llenas de histéricas. Las enfermas de esclerosis múltiple, tienen síntomas tan variados que podían confundirse con histeria[i], sobre todo cuando la mujer insiste en que no puede mover las piernas.

El signo que describió Babinski ayudó a diferenciarlas. En las parálisis por lesión del sistema nervioso central, al rascar la planta del pie, los dedos (sobre todo el gordo) se extienden. Sin embargo, las pacientes que no tienen enfermedad "orgánica" (las histéricas), harán lo que las personas normales: doblar los dedos hacia abajo.

EN EL PRINCIPIO FUE LA HISTERIA

Al principio los médicos confundían la histeria con la esclerosis múltiple y Babinski ayudó a diferenciarla. Pues estudios actuales dan la vuelta a la tortilla y vuelven a mezclar lo psiquiátrico con lo neurológico.

Los pacientes de esclerosis múltiple presentan una "reacción histérica" antes de las recaídas (o "brotes"), y esta forma de comportarse viene desde la infancia. Los niños "histéricos" tendrían más posibilidades de tener esclerosis múltiple cuando se hacen adultos (ver capítulo 6).

UNA ENFERMEDAD PROTEICA

Proteica [ii] significa variable, de muchas formas, y así es la esclerosis múltiple. Precisamente, lo que la define es su diversidad tanto en la forma de presentarse, como de extenderse. Según las zonas en que se

---

[i] Según Freud[166], en la histeria se forma un contenido de representaciones psíquicas que luego, suficientemente crecido, se apodera de la inervación somática. Diferencia los fenómenos motores del acceso histérico de los síntomas permanentes; también aquí se ven "brotes" y "secuelas".

[ii] Proteico significa variado, multiforme, que tiene muchas facetas o aspectos. Proteo era un dios marino, símbolo de versatilidad porque cambiaba de aspecto a voluntad[434], como en el pasaje en que, intentando escapar de Menelao, se transforma sucesivamente en león, serpiente, pantera, jabalí, agua corriente y árbol[191].

destruye la mielina se presentará con síntomas sensitivos o motores, con alteraciones del equilibrio, o de la visión. Entre un "brote" o recaída (aparición de nuevos síntomas) y otro discurren días o años. Las lesiones se diseminan por el sistema nervioso central y difieren en su tamaño, localización y fecha de aparición. Cada paciente evoluciona a su propio ritmo, y su respuesta a los tratamientos también es peculiar. Lo que caracteriza a la esclerosis múltiple es la unidad en la diversidad[i].

SE PONEN ENFERMOS PORQUE NO SUDAN

La esclerosis múltiple se produce porque los pacientes no sudan suficientemente. Ésta fue la primera explicación de la enfermedad y la dió Cruveilhier[98]. La lista de causas posibles[326] sigue ampliándose, señal de que no sabemos exactamente de qué va: los empastes de mercurio, el frío, los perros, las garrapatas o todo tipo de gérmenes. Según épocas han estado de moda causas metabólicas, circulatorias, infecciosas o inmunológicas, y los tratamientos respectivos.

Cuando pensaban que la causa era un trastorno del metabolismo se utilizaron enzimas digestivos, vitaminas o antidiabéticos. Luego se achacó a problemas circulatorios, y se usaron vasodilatadores y anticoagulantes. La teoría infecciosa promovió el uso de antibióticos, antimicóticos y antivirásicos. Los que sospechaban un trastorno inmunológico prescribieron vacunas o llegaron a extirpar el timo. Y cosas peores. El libro de Sibley[490] recopila muchos tratamientos infructuosos, algunos descabellados, de interés puramente histórico.

---

[i] Sir Francis Walshe se dio cuenta de que los enfermos de esclerosis múltiple se parecían, precisamente, en sus diferencias, en que eran muy cambiantes sus síntomas y su evolución: comparten un *"aire de unidad en la variedad"*.

UN CATALÁN EN PARÍS

Hace medio siglo, tres científicos soviéticos[i] publicaron con científica jactancia: *"Hemos identificado el virus de la esclerosis múltiple".* Tan intrigado quedó nuestro prestigioso Barraquer i Bordás que viajó hasta Paris para plantear la cuestión al Profesor Mollaret, experto en enfermedades infecciosas.

El relato del catalán[28] no detalla si fue junto al Sena o paseando por los Campos Elíseos[ii], cuando el sabio francés le dió la clave: *"No les hagas caso, Luis, lo que esos rusos han descubierto es el virus de la rabia atenuado".*

LA CONGRESISTA SALIÓ LLORANDO

Las refutaciones escandalizan más en vivo y en directo. La investigadora Kathleen Chevassut estaba tan segura de haber aislado el microbio de la esclerosis múltiple, que le había bautizado: *Spherula insulares.* Por malentendida galantería o por no haber repasado bien los argumentos, algunos científicos ilustres asentían aparentemente convencidos.

Se animó la optimista dama y se puso a defender su "descubrimiento" en un importante congreso. Un sesudo varón (E. Arnold Carmichael debía estar de mal humor) le rebatió con crueldad y rotundidad, hasta que la señorita Chevassut salió llorando, y tan derrotada que, desde ese momento, se retiró para siempre de la investigación.

---

[i] Margulis, Soloviev y Shubladze (1948), citados por Barraquer[28].

[ii] Los Campos Elíseos son, en la mitología griega, el equivalente del Paraíso cristiano, del Edén musulmán o del Walhala vikingo: los humanos creen que las almas buenas deben obtener un premio (ángeles, huríes o walkirias) cuando mueren

AQUELLAS PENAS TRAJERON ESTAS PLACAS

Ya decía Charcot que la pena podía estar relacionada con la enfermedad (véase el capítulo V sobre "Mente y personalidad en la esclerosis múltiple"). Y todavía antes lo dijo Frerichs.

Trabajos recientes les dan la razón: un divorcio, perder el empleo, la muerte de un familiar, dificultades económicas y otras circunstancias negativas o estresantes pueden desencadenar brotes; incluso podrían influir en la aparición de la enfermedad[188-190,253,507,542,543].

Se sabe que el estrés afecta al sistema inmunológico[77] y, al fin y al cabo, es su alteración lo que provoca la esclerosis múltiple.

LA NINFÓMANA, EL SUICIDA Y LOS POETAS

Además de la monja holandesa, el primo de la reina Victoria de Inglatera y la criada de Charcot, otros célebres personajes sufrieron esclerosis múltiple.

La ninfómana la describió, cómo no, Sigmund Freud. Era una joven de desmedida sexualidad y esa fue la clave para que le diagnosticara esclerosis múltiple (en su biografía lo cita Shaw). El suicida es un personaje literario, cuya desesperación ante la enfermedad se refleja en la famosa novela *"Shogun"*[79].

También padecieron esclerosis dos poetas alemanes: Eduard Mörike (1804-1875)[253] y el más conocido Heinrich Heine (1797-1856), un híbrido del romanticismo y del incipiente realismo[i], que vivió paralizado sus últimos años[238,245].

---

[i] Heinrich Heine, a la vez que canta a los castillos, las brujas, los gnomos y los templos góticos, es un burgués revolucionario y un incrédulo volteriano. Tanto en verso como en prosa dejó muestras de ironía, sarcasmo y escepticismo[124].

MÉDICOS ENFERMOS

Estudiar medicina no evita la esclerosis múltiple. En 1843, un antiguo alumno de la Universidad de Pensilvania, el Dr. Pennock, empezó a quejarse de pesadez y hormigueo en la pierna izquierda y luego en la derecha[i]. Su incapacidad aumentó con los años, sus brazos se debilitaron, caminaba con dificultad y tenía problemas para orinar, muriendo en 1867. Durante su enfermedad notó que el agua caliente empeoraba su debilidad (véase test del Caldarium en capítulo 8).

Internet ha hecho famoso a un médico con esclerosis múltiple que no ha querido revelar su nombre. Firma con el pseudónimo de Dr. Gmarc46 y a través de sus páginas Web nos da su visión personal de la enfermedad, especialmente válida por su doble condición de médico y paciente. Está informadísimo de las últimas investigaciones o de los remedios caseros, lo cuenta a través de su propia experiencia, teñida de ironía y escepticismo pero siempre enriquecedora. No se lo pierdan: vayan al ordenador y localícenle a través de http://aspin.asu.edu

PROFUSA PERO NO ECUMÉNICA[ii]

La esclerosis múltiple es una enfermedad profusa (muy extendida y frecuente) pero no ecuménica (no se da en todas partes). En el mundo

---

[i] La descripción la hizo JC Morris el 4 de diciembre de 1867 en su conferencia en el Colegio de Médicos de Filadelfia, titulándola: El caso del último Dr. CW Penock.

[ii] **Profusus** en latín es *"derramar extensamente"*. **Ecuménico** significa universal (del griego, *oikuménè*: la tierra habitada); este término es muy útil y no debería limitarse a referencias religiosas. .

hay más de un millón de enfermos pero en unos países son muchos y en otros rarísimos. En Estados Unidos hay 400.000 enfermos con esclerosis múltiple[15,514] y en Etiopía no se encuentra prácticamente ninguno.

Los estudios epidemiológicos nos hablan del número de casos "nuevos" que aparecen cada año (incidencia) y del número de casos que hay en un momento determinado (prevalencia). En una ciudad de 100.000 habitantes, cada año aparecerían 2 casos nuevos de esclerosis múltiple (decimos entonces que su incidencia es de 2 por cien mil). Pero estos casos nuevos se acumulan obviamente a los de años anteriores, por lo que, en un momento dado, en esa ciudad teórica de cien mil habitantes, el número de personas afectadas por la enfermedad es mucho mayor, aproximadamente 55 (decimos que la prevalencia es del 55 por cien mil). En una provincia pequeña, como Granada (800.000 habitantes), habría 440 afectados.

La prevalencia en Europa y EEUU varía según los países y está entre 15 y 145 por cien mil[181]. En el resto del mundo las cifras son mucho más bajas.

LA ESCLEROSIS MÚLTIPLE EN ESPAÑA

Los estudios epidemiológicos de EM en España tenían importantes carencias metodológicas por lo que ha tardado en conocerse la verdadera importancia de esta enfermedad en nuestro país. El pionero fue Oscar Fernández[138,143,144] con atención preferente a un distrito sanitario de Málaga.

Siguieron otros estudios epidemiológicos sobre esclerosis múltiple en Alcoy[318,323], Asturias[528,529], Navarra[16], Teruel[347] y otras áreas. En conjunto, España es una zona de riesgo medio; la incidencia es 2 por cien mil (cada año, 800 españoles comienza con síntomas de la enfermedad) y la prevalencia de 55 por cien mil (ahora mismo, hay 25.000 españoles con esclerosis múltiple).

CON POCOS PERO DOCTOS LIBROS JUNTOS[i]

Hay muchos libros sobre la esclerosis múltiple, unos para especialistas y otros para el público general (en Inglaterra o Estados Unidos se encuentran hasta en supermercados). Vamos a dar una relación de unos pocos pero que resultan interesantes: Entre los libros "científicos" y actualizados, recomendamos el de Paty y Ebers[391] y el de Kesselring[253]. En español, la monografía más completa es la de Óscar Fernández[141,142]. Son obras para neurólogos o para médicos con un interés muy especial en la enfermedad.

Entre las obras de "divulgación", casi todas están en inglés: *"Aprendiendo a vivir con la esclerosis múltiple"* [420], *"Sobrellevar la esclerosis múltiple"* [46], *"Dietas para ayudar en la esclerosis múltiple"* [194]. Un tipo intermedio, con base científica pero muy asequibles son *"Esclerosis múltiple, el libro de los hechos"* [290] y *"Demandas terapéuticas en la esclerosis múltiple"* [490].

Finalmente, para el que quiera conocer la esclerosis múltiple, sea paciente, familiar o médico, recomendamos un libro extraño e inclasificable: el que tienen en las manos.

---

[i] Son versos de Quevedo[426]: *"Con pocos pero doctos libros juntos (...), si no siempre entendidos, siempre abiertos, o enmiendan o fecundan mis asuntos".*

F2

2. ¿Qué es la esclerosis múltiple?

La esclerosis múltiple es una enfermedad inflamatoria del sistema nervioso central (cerebro, cerebelo, tronco encefálico y médula espinal). En la sustancia blanca[i] se destruye la mielina, un aislante que envuelve las fibras nerviosas largas (axones) y que sirve para que los impulsos eléctricos se transmitan mejor. Cuando se pierde mielina los nervios conducen mal y aparecen los síntomas.

Las lesiones se llaman "placas" y cambian de unas personas a otras. Las hay pequeñas y grandes, unas están "activas" y otras son "crónicas". Pueden aparecer en cualquier momento, habitualmente en forma de "brotes" o recaídas (cuando empeoran los síntomas) seguidos de periodos de recuperación o remisión.

Los pacientes nacen predispuestos genéticamente a reacciones de tipo "auto-inmune". En la infancia contactan con un factor externo (posiblemente un virus) y desencadenan la respuesta autoinmune que producirá, años después, la inflamación y desmielinización de zonas del encefalo o de la médula espinal.

MÚLTIPLES PLACAS DISEMINADAS

En la esclerosis las lesiones son múltiples, forman placas y están diseminadas, salpicando de modo difuso el encéfalo y la médula

---

[i] En el sistema nervioso central se distingue una **sustancia gris** (corteza cerebral, ciertos núcleos y centro de la médula) donde se sitúan los cuerpos de las neuronas con sus dendritas (las prolongaciones cortas) y una **sustancia blanca,** la zona que atraviesan los axones o prolongaciones largas, formando vías ascendentes (sensitivas) o descendentes (motoras).

espinal. La "placa" es una zona de sustancia blanca en la que se ha perdido la mielina (desmielinización) que envolvía a los axones, y éstos aparecen algo alterados pero relativamente preservados.

Las placas son pequeñas, generalmente de menos de un centímetro, salvo que se agrupen varias que es la tendencia habitual (coalescencia). Suelen verse rodeando a pequeñas venas (perivenulares) y son más frecuentes alrededor de los ventrículos (periventriculares). Fuera del cerebro, las placas lesionan los nervios ópticos, tronco del encéfalo y médula espinal cervical.

DELENDA EST MIELINA[i]

"Que la mielina sea destruida": ésta es la orden que da el trastornado sistema inmunológico de los pacientes con esclerosis múltiple.

La mielina es una sustancia que envuelve y protege las fibras nerviosas y está compuesta de proteínas y lípidos. En la esclerosis múltiple el sistema inmunológico está dañado y no reconoce a algunos de los componentes de la mielina. Los considera extraños, enemigos, y da orden a las células inmunitarias (linfocitos y macrófagos) para que ataquen a la mielina. Y estas células, que normalmente nos defienden de los gérmenes, se desplazan al cerebro, al cerebelo y a la médula para destruir la mielina. Es una reacción inflamatoria e inmunitaria parecida a la que se produce cuando una bacteria se introduce en el organismo; sólo que los linfocitos y macrófagos atacan a la propia mielina, porque la confunden con un virus. Las lesiones producidas ("desmielinizantes" se llaman) son la causa de los síntomas que van a aparecer.

---

[i] La estructura del título es la de la famosa frase *Delenda est Cartago* ("que Cartago sea destruída"). La pronunciaba Catón el Censor (234-149 aC) al final de todos sus discursos ante los cónsules de Roma; porque eran tiempos de guerras púnicas y quería mantener vivo el odio contra los cartagineses.

LA CULPA ES DE LOS LINFOCITOS T

Se llaman linfocitos T porque se producen en el Timo[i]. Son los ejecutores, los que finalmente realizan la labor dañina. Ellos provocan la inflamación y la desmielinización, la destrucción de la mielina. Los linfocitos T son responsables tanto de que se inicie la reacción inflamatoria com de su amplificación, y posiblemente su finalización también depende de ellos. También están implicados en la producción de citocinas, unas sustancias muy importantes en la reacción inmunológica[555].

EL ACERBO ACERVO DEL CROMOSOMA 6

Los linfocitos T se confunden por culpa del cromosoma 6, el que regula la inmunidad, una especie de ministerio de defensa, que decide cómo debemos reaccionar ante las agresiones. Allí se dan órdenes para destruir las bacterias que nos atacan o el polvo que molesta nuestros bronquios.

El cromosoma 6 es responsable de nuestras defensas, pero a veces se pasa, como en la alergia, cuando para aislar el polen o la picadura de una abeja produce tanta inflamación que es peor el remedio que la enfermedad. Otras veces se equivoca, como en las enfermedades "auto-inmunes": se defiende de sí mismo, ataca proteínas propias que no se reconocen como tales, que se consideran enemigas. En la esclerosis múltiple se destruye la propia mielina[ii].

---

[i] Galeno definía el **timo** como "la glándula del valor y del afecto": *timos* significa "afecto", por eso, una persona con "dis-timia" es la que tiene problemas con organizar sus emociones. En realidad, el timo tiene, sobre todo en los jóvenes, importantes funciones inmunitarias.

[ii] Otras enfermedades autoinmunes son la artritis reumatoide o la miastenia en las que se daña el cartílago o la sinapsis neuromuscular del propio organismo.

En una región del cromosoma llamada área HLA reside la susceptibilidad a la enfermedad[30,458]. Allí se acumulan los genes que determinan el comportamiento de nuestro sistema inmunológico y que finalmente ordenarán el ataque al propio tejido nervioso. Su acervo inmunológico es acerbo[i].

MIELINA, LINFOCITOS Y LOS PERROS DE ACTEÓN

Acteón, prototipo del *voyeur*, se dedicó a observar las desnudeces de Diana mientras se bañaba. Descubierto, la diosa le condenó a no ser reconocido por sus propios perros (los que antes le defendían) y entonces, los animales, "confundidos", devoraron a su dueño. ¿No se parece mucho este mito a lo que hacen los linfocitos cuando no reconocen a su propia mielina y la "devoran". La causa de esa confusión es el cromosoma 6, que en el mito haría de Diana (Artemisa para los griegos).

ROMPIENDO BARRERAS

Dicen[453] que las placas aparecen en los sitios en que ciertos traumatismos han roto la barrera hemato-encefálica[ii]. Por eso se afectan los nérvios ópticos (muy móviles y contínuamente expuestos a pequeños traumatismos), la médula cervical (en los puntos en que la traban los ligamentos dentados), y las zonas que rodean los ventrículos (las acusadas angulaciones favorecen una distensión "cortante").

---

[i] Acervo (sustantivo) es lo común o heredado. Acerbo (adjetivo) significa agrio, cruel, desagradable[70,96].

[ii] La barrera hemato-encefálica es un concepto: las estructuras anatómicas y fisiológicas que se interponen, haciendo de filtro, entre la sangre (*hematos*) y el cerebro (*encefalos*). En condiciones normales, tiene permeabilidad "selectiva": impide el paso a ciertas sustancias y células. Cuando por traumatismo, u otra causa, la barrera "se rompe", pasan elementos que antes no podían hacerlo.

Precisamente en estos sitios se ven con más frecuencia las placas, y algunos autores invocan este factor "traumático" o mecánico. Esta hipótesis la describieron hace treinta años Lord Brain y Marcia Wilkinson: en el cadáver de un paciente con esclerosis múltiple y cervicartrosis, las placas coincidían exactamente con las zonas en que los discos vertebrales alterados presionaban la médula.

PLACAS ROSAS COMO EL SALMÓN

Las placas agudas aparecen en los brotes y son de color rosa salmón. La zona lesionada tiene bordes irregulares y destaca la inflamación, con células infiltradas (linfocitos T, macrófagos) y se ven restos de la mielina que está siendo digerida. Los oligondendrocitos (las células de la mielina) sufren el ataque y su número disminuye, mientras que aumentan los astrocitos (astrocitosis).

En proporción los axones nerviosos no se alteran mucho por lo que, en muchos pacientes, las lesiones son reversibles al principio, y los síntomas pueden luego aliviarse o desaparecer[104].

PLACAS GRISES COMO EL AVE FÉNIX

Las placas crónicas son de color gris. Son las lesiones más antiguas, las que los clásicos describían en los cadáveres. Sus bordes son más definidos, cortantes y ya casi no se ve ni actividad inflamatoria ni células. Los oligodendrocitos están degenerados, sin mielina. Los axones están dañados, y se ven desnudos, entre un amasijo de fibrillas de gliosis[354].

Esta placa crónica parece "tierra quemada". Es una lesión silente, aparentemente muerta o dormida, pero en algunos brotes pueden reactivarse: como el ave Fénix[i] surgiendo de sus cenizas. Entonces no no se ven síntomas nuevos sino que las molestias previas empeoran o se extienden.

LAS SECUELAS DEPENDEN DEL AXÓN

Tantos años hablando de la mielina y lo que importa para las secuelas es si se lesiona o no el axón. Cuando una zona nerviosa pierde mielina deja de funcionar, pero si no se ha roto el axón luego se recupera (por ejemplo, en la neuritis óptica suele recobrarse la visión perdida). Las secuelas o incapacidades futuras dependen, a fin de cuentas, del número de axones destruidos. Ahora está de moda investigar el mecanismo por el que se destruyen axones y los factores que influyen en su evolución[521].

RESUMIENDO

La esclerosis múltiple se produce en individuos que tienen una predisposición genética (susceptibles desde que nacen) y que, al contactar con ciertos agentes infecciosos (virus u otros) se les desencadena una reacción inmunológica anormal (el sistema de "defensas" de su organismo se altera). Entonces, sus propios linfocitos (y otros elementos) atacan a la mielina de las fibras nerviosas (en la médula espinal o en el encéfalo). Al destruirse la mielina se producen diversos síntomas: parálisis, trastornos de sensibilidad, de coordinación u otros. Si la lesión es extensa y se pierden axones quedarán secuelas; en caso contrario, se recuperará.

---

[i] El ave Fénix simboliza lo que parece muerto y puede revivir (como las placas crónicas, como algunos amores). En la mitología egipcia, es un pájaro fabuloso, de color gris mientras permanece enterrado en sus cenizas, hasta que resurge como un águila de alas doradas y rojas[128].

Por lo general, el comienzo de la enfermedad es agudo, leve al comienzo y, a veces, reversible. Luego, durante algunos años, evoluciona en brotes que acumulan incapacidades. Al final, los brotes se acercan y puede pasarse a una forma crónica, en que las lesiones (y los síntomas) avanzan lenta pero progresivamente.

DESMIELINIZANTES QUE NO SON ESCLEROSIS

La esclerosis múltiple es la más conocida y frecuente de las enfermedades desmielinizantes pero no es la única. En el sistema nervioso central (y en el periférico) hay otras alteraciones de la mielina.

Son mucho más raras y la mayoría de los médicos generales pasan su vida sin ver ningún caso. Sólo tienen en común con la esclerosis múltiple que la mielina se trastorna, pero los mecanismos son diferentes. Las citamos muy brevemente: mielinolisis central pontina (destrucción de mielina en el puente o protuberancia en algunos trastornos del sodio), leucoencefalopatía multifocal progresiva (en pacientes con SIDA, ciertos virus oportunistas infectan los oligodendrocitos), encefalomielitis aguda diseminada (sería la más parecida porque se produce una reacción autoinmune contra la mielina desencadenada por una infección o vacunación)[i].

EL HERALDO SE LLAMA NEURITIS ÓPTICA

Algunas personas súbitamente pierden visión porque se afecta la mielina que cubre el nervio óptico. Se trata de una neuritis óptica

---

[i] Hay otras enfermedades congénitas con trastornos metabólicos en los que se daña la mielina (leucodistrofia metacromática, adrenoleucodistrofia, leucodistrofia), pero la evolución es distinta, crónica, y los síntomas aparecen desde la infancia.

"desmielinizante" que suele ser transitoria, no se acompaña de otros síntomas neurológicos, y a los pocos días o semanas se recobra la visión. Precisamente, esa buena recuperación le diferencia de otras neuritis ópticas como la isquémica, de peor pronóstico[544].

La neuritis óptica puede ser de uno o de los dos lados, y antes se consideraba una entidad autónoma, pero la mitad de estos pacientes sufrirán después esclerosis múltiple. Incluso en los que no tienen otros síntomas la resonancia magnética puede descubrir que su cerebro y médula tienen también lesiones "desmielinizantes". Cada vez está más claro que una neuritis óptica es una esclerosis múltiple "frustrada" o su heraldo[i], la primera manifestación o anuncio de la enfermedad[163].

LA FRUSTRADA MIELITIS TRANSVERSA

Otra esclerosis múltiple incompleta o "frustrada" es la mielitis transversa. La desmielinización se produce en la médula, una sola vez y, en teoría no tiene por qué repetir. Muchas veces es el primer aviso: el 80 % de los pacientes con mielitis transversa terminan desarrollando una verdadera esclerosis múltiple[157].

EL PRIMO GUILLAIN-BARRÉ

El síndrome de Guillain-Barré está emparentado con la esclerosis múltiple. Se parecen en el mecanismo de desmielinización, sólo que, en lugar de afectarse la médula o el cerebro, se atacan los nervios periféricos de las extremidades. El Guillain-Barré es en el sistema nervioso periférico lo que la esclerosis múltiple en el central. Podría ser dos formas diferentes de reaccionar ante parecidos estímulos, o

---

[i] 60 dracmas anuales cobraban en Grecia los heraldos: anunciaban las treguas de paz o los honores en las fiestas dionisíacas y destacaban en las ceremonias culturales (Aristóteles fue heraldo de Atenas durante diez años)[145]. Heraldo pasó a significar mensajero, el que da noticia de algo que va a ocurrir: una ceremonia o la llegada de un príncipe[96,561].

que el mecanismo sea similar, pero que las diferencias de deban a la actuación de la barrera hematoencefálica (existe en el cerebro y en la médula, pero los nervios no la tienen).

UN MODELO VIRTUAL DE ESCLEROSIS

Los modelos virtuales tienen muchas aplicaciones. Para diseñar un prototipo de automóvil o valorar un proyecto de urbanización antes se utilizaban maquetas. Hoy hacemos representaciones por ordenador, obteniendo un "modelo virtual": algo que se parece a lo que queremos estudiar, y así podemos realizar ensayos.

Para estudiar una enfermedad necesitamos hacer experimentos, algunos con riesgo, y no vamos a utilizar pacientes. Por eso, para que las investigaciones avancen es fundamental obtener en animales de experimentación un "modelo de enfermar" que se parezca lo más posible a lo que estudiamos. Ya tenemos modelos animales para la enfermedad de Parkinson, para la de Alzheimer y para otras. El modelo virtual de esclerosis múltiple en animales se llama encefalitis alérgica experimental[88,304].

EXPERIMENTOS CON ENCEFALITIS ALÉRGICA

Si inyectamos tejido nervioso a un ratón se le produce una reacción "alérgica" (inmunopatológica) que produce una destrucción de la mielina en el cerebro y en la médula muy parecida a la esclerosis múltiple.

Ahora ya podemos estudiar el efecto de numerosos factores que favorecen la encefalitis experimental (edad, sexo, etc) y los beneficios (o maleficios) de los diversos tratamientos[317].

No hay uno, sino diversos modelos de "encefalitis experimental" según la sustancia que inyectemos, la dosis y el tipo de animal empleado. Unas se parecen más a formas recidivantes, otras a formas monofásicas (de un solo brote) y otras variaciones. Cada modelo sirve para una cosa distinta.

EL VIRUS QUE DESMIELINIZA RATONES

La encefalitis alérgica experimental no existía hasta que la inventó el hombre. Pero algunos ratones sufren espontáneamente una enfermedad desmielinizante, que se parece bastante a la esclerosis múltiple. La descubrió casualmente Theiler al observar que a algunos de sus ratones se les paralizaban las patas traseras. Investigó y descubrió que la producía un virus (virus murino de Theiler)[518].

Los ratones infectados empiezan con síntomas parecidos a la poliomielitis (fase precoz); luego sufren una especie de esclerosis múltiple (fase tardía) con desmielinización de la médula mientras que la infección continúa y se cronifica. Estamos ante una desmielinización espontánea que podemos provocar en animales de laboratorio inoculándoles un virus y obtener datos que, por extrapolación, ayudarán a conocer la esclerosis múltiple[352,525].

MOSQUITOS DE LAS SELVAS DE UGANDA

Hay que tener imaginación y paciencia para ir a la selva ugandesa[i], capturar mosquitos, ver si están infectados con un virus que estamos buscando, extraerlo y cultivarlo, para luego inyectárselo a un ratón.
El virus producirá en el ratón una enfermedad con lesiones cerebrales de tipo desmielinizante.

---

[i] En concreto hay que viajar a la selva conocida como Semliki, de ahí el nombre del virus: Semliki Forest virus.

NO SE CONTAGIA PERO SE TRANSMITE

Si la esclerosis mútiple fuese contagiosa habría muchos maridos y esposas que la contraerían, pero esto no ocurre. Otra cosa es que experimentalmente sea transmisible, que sí lo es: una vez que, con el antígeno adecuado, hemos sensibilizado a un animal, su suero (y en concreto los T-linfocitos que contiene) puede producir desmielinización en otro al que se los transfundimos.

ENFERMOS CON BUENA SALUD

Aparte de sus problemas de mielina, los pacientes de esclerosis múltiple gozan de buena salud. Se defienden bien de las infecciones locales o sistémicas sean de bacterias o de hongos. Incluso sufren menos enfermedades víricas que la población normal[491]. Tampoco tienen más riesgo de cancer, ni de otras enfermedades autoinmunes. No se puede pues hablar de que tengan un trastorno inmune generalizado[117].

En la esclerosis múltiple hay una activación autoinmune pero no generalizada, sino muy concreta y limitada. Y aunque llevamos décadas buscando todavía no sabemos definir el defecto. Al contrario que en otras enfermedades autoinmunes, como la miastenia, en que conocemos la diana atacada (los receptores de acetilcolina de las células musculares); y como podemos detectar y medir autoanticuerpos contra esos receptores, es más fácil valorar su evolución.

F3

3. La esclerosis múltiple es genética

En la esclerosis múltiple hay un trastorno inmunológico que puede ser de nacimiento o adquirido. Lo más probable es que el mecanismo sea mixto: se nace con una susceptibilidad genética y algo en el ambiente (un virus, un tóxico u otra cosa) que ocurre en la infancia o adolescencia, facilita su aparición años después. Según la importancia relativa que se dé a los dos factores hay hipótesis de base genética (las veremos aquí) y otras que abogan por circunstancias ambientales (las explicamos en el capítulo 4).

LOS EPIDEMIÓLOGOS PUEDEN AYUDARNOS

La esclerosis múltiple es "idiopática", lo que simplemente significa que no sabemos todavía su causa (su etiología). Se sabe que su patogenia (el mecanismo de producción) tiene base autoinmune, pero se desconoce lo que la desencadena, la etiología.

Cuando no sabemos qué es lo que produce una enfermedad, recurrimos a la epidemiología. Nos dedicamos entonces a estudiar, y a sacar conclusiones, del modo en que se distribuye según factores como la edad o el sexo (¿se da más en jóvenes o en viejos? ¿en mujeres o en hombres?); o si predomina en ciertas áreas geográficas o socio-culturales (si se afectan más los del norte o los del sur, los europeos o los africanos, los habitantes de la costa o los de interior). Otros atienden a diferencias entre las razas (hay enfermedades que se dan más en judíos, en negros o en blancos) o en determinadas características individuales (alimentación, nivel educacional, consumo de tabaco, etc.). El hecho de que se dé más en determinados grupos puede orientarnos a encontrar un factor causal, genético o ambiental, que predomine en ese conjunto de población.

MUJER JOVEN DE ORIGEN NÓRDICO

El prototipo de paciente de esclerosis múltiple sería una mujer de raza blanca, preferentemente de origen nórdico, joven (25-30 años), que vive en la ciudad y que disfruta de un nivel socioeconómico medio o elevado[248,274].

El sistema inmune está condicionado por diferencias genéticas, de sexo y hormonales[116]. Está claro que la enfermedad predomina en la mujer joven de edad fértil, y que varía según los países. Una de cada mil italianas padece esclerosis múltiple[187]. Pero si seleccionamos inglesas de 35 a 44 años, hay más de 4 enfermas por millar[488]; y todavía más si buscamos en Escocia o Escandinavia.

LOS INTOCABLES[i]: GITANOS Y ESQUIMALES

Son los protegidos de la enfermedad. Es rarísimo encontrar un caso entre estas razas, independientemente del país donde residan. Parecen inmunes a la enfermedad los gitanos (sobre todo húngaros), los esquimales y algunas razas africanas como los bantúes.

También los orientales tienen cierta resistencia: sólo un chino de cada 115.000 padece esclerosis múltiple[560]. Y algo parecido ocurre con los japoneses, aunque vivan fuera de su país: en Seattle (Washington) hay

---

[i] Los intocables de Elliot Ness se hicieron famosos por su incorruptibilidad en la lucha contra el hampa (Al Capone).

mucha esclerosis múltiple pero en la comunidad japonesa no se encontró ningún caso. En Nueva Zelanda y Australia hay muchos pacientes, pero casi nunca se afectan los maoríes o los aborígenes[131,202,334,493]. En los vascos la mortalidad es menor que en otros españoles. Queda demostrada la importancia del factor genético.

SICILIA 10, MALTA 1

No es el resultado de un partido de fútbol, sino una licencia literaria para resaltar diferencias genéticas. Sicilia y Malta son islas muy próximas, sus habitantes viven de modo parecido, pero hay 10 sicilianos con esclerosis múltiple por cada maltés que la padezca[447,472,533].

La explicación estará en los genes. La mayoría de habitantes de Malta son de origen semítico, mientras que Sicilia, como otras zonas del sur de Italia, recibió muchas colonizaciones y mezclas, incluyendo las invasiones vikingas.

CERDEÑA Y LOS HIJOS DE HÉRCULES

En la isla de Cerdeña hay más del doble de pacientes de esclerosis múltiple que en el resto de Italia[447]. Los sardos tienen una estructura genética homogénea, completamente diferente de otras islas próximas (como Sicilia), de otros italianos y de los europeos. Esto viene avalado por la historia y hasta por la mitología.

En la edad de bronce Cerdeña (Sardinia) fue colonizada por un pueblo extraño, de origen y nombre desconocido; levantaron 8.000 *nuragas* o torres de piedra, desperdigadas por los montes y en al borde de las mesetas, posiblemente para vigilar las costas por donde frecuentemente llegaban invasores[i] .

También la mitología apoya su origen genético muy especial: Cerdeña fue colonizada por cuarenta de los hijos de Hércules, conocidos por los Tespiades[ii].

LA MIELINA QUE NO MADURÓ

Hace un siglo empieza la teoría de que en los enfermos hay una peculiaridad de nacimiento, constitucional. Las autopsias revelan una una inmadurez de la mielina que, en algunos aspectos, se corresponde con la de un niño de seis años.

Esta mielina mal desarrollada (o mal conservada) sería susceptible a degradarse por una combinación de los factores habitualmente implicados (genéticos, ambientales, infecciosos e inmunológicos)[359,474].

TEMPERAMENTO INMUNOLÓGICO

En el cromosoma 6 está codificado el modo en que se defiende nuestro organismo, el modo en que reacciona ante un factor "enemigo" (o que considera enemigo). Como vimos, en él está la clave de nuestra manera de defendernos, de reaccionar ante agresiones reales o inventadas, y es peculiar para cada individuo. Lo mismo que

---

[i] Cerdeña fue invadida por barcos fenicios, romanos, bizantinos, genoveses, españoles, etc. Sus habitantes continúan mirando al mar con temor, sintiendo que el que por allí llega quiere despojarles. Lo dice el refrán sardo: *Chi venit da'e su mare furat* (el que viene por mar es un ladrón).

[ii] Cuando Hércules fue a cazar el león de Citerón se alojó durante 50 días en casa del rey Tespio, empeñado en tener descendencia del héroe. Cada noche le invitaba a acostarse con una de sus 50 hijas y Hércules, con el ardor de sus 18 años, dejó embarazadas a todas menos a una (luego virgen sacerdotisa). Como la mayor y la menor de las hijas de Tespio tuvieron gemelos, los nietos (los Tespiades) fueron 51, aunque sólo 40 colonizaron Cerdeña.

en psicología, cada persona reacciona de modo diferente ante una adversidad, según su temperamento o carácter. Pues bien, nuestro *"temperamento"* inmunológico depende del cromosoma 6, de cómo tenga organizadas sus secuencias de aminoácidos y en concreto los que se conocen como HLA[i].

Al nacer tenemos una configuración especial de estos aminoácidos, nuestro genotipo HLA. La predisposición genética a la esclerosis múltiple se ha asociado con las regiones denominadas DR2 y parece probable que sea mediada por los llamados MHC, complejos de histocompatibilidad, del tipo II[378].

UNA EUROPA RACISTA

La frecuencia de esclerosis múltiple en las naciones europeas muestra grandes diferencias. Ni el clima, ni la latitud, ni otras causas ambientales pueden justificarlas; los factores son tan complejos que encontramos variaciones importantes incluso dentro del mismo país. Si se hace un estudio comparativo, la etnicidad (las diferentes razas) es el único dato que puede explicar medianamente la distribución de la enfermedad en el continente[446].

CUATRO PUEBLOS EN PROMISCUIDAD[ii]

Israelíes, palestinos, jordanos y kuwaitíes viven cerca, quizá demasiado. Por cuestiones socio-políticas, cuatro   razas se han

---

[i] Las siglas **HLA** (del inglés, *Human Leukocyte Antigen*) designan unas moléculas conocidas como **antigenos leucocitarios humanos**. Son de dos tipos (HLA I y II) y de ellas depende nuestro sistema inmunitario. **MHC** (*Major Histocompatibility Complex*) son los **complejos de histocompatibilidad**, otras sustancias decisivas para la respuesta inmune normal.

[ii] **Promiscuidad** significa mezcla o tendencia a mezclar (demasiado): del latín *pro-* (tendencia a) y – *miscere* (mezclar). Muchos usan mal esta palabra dándole connotación sexual (¿quizá porque los que viven demasiado juntos terminan por estar revueltos?).

mezclado en una zona geográfica pequeña. Y eso es muy importante para el epidemiólogo: ¿cómo se comporta aquí la esclerosis múltiple, esa enfermedad de la que no sabemos si es genética o ambiental?

Todos comparten el mismo ambiente. Los genes más parecidos son los de palestinos y jordanos, que tienen marcadores hereditarios similares; los kuwaitíes son de una etnia diferente. Y a mayor distancia, tanto por raza como por cultura, están los nacidos en Israel. Resumamos el riesgo que tienen de sufrir esclerosis múltiple: por cada kuwaití enfermo hay dos jordanos y cuatro palestinos[7-9]. Los israelíes se afectan poco, todavía menos que los kuwaitíes[247,293]. La raza predomina sobre el ambiente.

VÍKINGAR FER∂U∂UST MIKI∂

El título está en la lengua vikinga original[i] y significa: *"Los vikingos viajaron mucho"*. Por eso extendieron tanto la esclerosis múltiple que se originó en ellos y la diseminaron, como una herencia maldita, por las numerosas tierras que atacaron y colonizaron. Esta original hipótesis la planteó Poser en 1995, en una prestigiosa revista[ii].

Efectivamente, la distribución geográfica de la esclerosis múltiple coincide con las zonas invadidas por los vikingos (Escandinavia, Islandia, Islas británicas)[iii] y con las áreas de emigración de sus

---

[i] Los vikingos tenían un lenguaje muy similar al de alemanes, holandeses y anglosajones de la época. En algunas islas del Atlántico Norte se habla todavía la lengua vikinga original, que recuerda algo al inglés; por ejemplo: *Ég er víkingur frá Íslandi* se parece a *I'm a Viking from Iceland* (Soy un vikingo de Islandia).

[ii] El artículo[412] se titula: *¿Son los viajes vikingos el origen de la esclerosis múltiple?*

[iii] Cristóbal Colón no descubrió América. Cinco siglos antes, Erik el Rojo y los suyos pasaron de Islandia a Groenlandia, lo que no resulta inverosímil para cualquiera que consulte el globo terrestre: por ese punto, entre Europa y América sólo hay mil kilómetros.

descendientes anglosajones (Estados Unidos, Canadá, Australia y Nueva Zelanda).

Los vikingos hicieron incursiones por casi toda Europa, incluyendo Normandía, Galicia, Sicilia, sur de Italia. También se extendieron a Rusia y descendieron por los ríos hasta el Cáucaso, Mar Negro y Caspio; incluso batallaron con los bizantinos. Su costumbre de hacer esclavos, manteniendo y luego vendiendo a las mujeres y niños que capturaban pudo influir en la diseminación genética de la enfermedad [411,412]. Esta "maldición de Odín[i]" parece continuar en nuestros días y resulta creíble desde una perspectiva genética de la enfermedad.

VOCACIÓN RELIGIOSA DEL HERPES ZOSTER

En las zonas con mucha esclerosis múltiple se dan también más casos de varicela (que está producida por el virus herpes zoster). No conocemos la explicación, pero el herpes zoster, la varicela y la esclerosis múltiple son menos frecuentes en la secta religiosa de los huteritas[ii]. En general, estos devotos protestantes tienen un sistema inmune más eficaz que sus vecinos[449].

Por el contrario, se ha visto mayor frecuencia de esclerosis múltiple y otras enfermedades autoinmunes en otra secta religiosa, los Mennonites actualmente asentados en Canadá, pero de origen germano-holandés. Los motivos religiosos condicionan un aislamiento y consanguinidad que aprovecha el epidemiólogo para obtener datos muy valiosos al investigar enfermedades de base hereditaria[237].

---

[i] Odín es el dios principal de la mitología vikinga, Llama la atención que los dioses nórdicos mueren, a diferencia de lo que ocurre con las divinidades griegas, romanas u otras [371,386].

[ii] Los huteritas es una secta religiosa que sigue las ideas de Elías Hutter (1554-1602) filólogo y teólogo protestante alemán, autor de una *Biblia* políglota. Se analizaron 5.601 historias clínicas y los seroanticuerpos al herpes zoster-varicela de 315 huteritas y 259 controles de otras religiones[449,450].

ASÍ EN LA MUJER COMO EN LA RATA

La mayoría de enfermedades autoinmunes afectan a la mujer más que al hombre: artritis reumatoide, miastenia, síndrome de Sjögren, tiroiditis y lupus eritematoso[117]. Y lo mismo ocurre en conejas, ratonas y otras hembras utilizadas en laboratorio: en ellas es más fácil producir encefalomielitis alérgica experimental[537] o diabetes murina.

La mujer y otras hembras tienen una mayor tendencia a la autoagresión inmune, a que sus propias defensas se vuelvan contra ellas. Alguien hablaría del "masoquismo inmunológico" de la hembra.

TANTO EN VARÓN COMO EN RATÓN

Los varones tienen menos posibilidades de sufrir esclerosis múltiple. En los machos de otras especies no se da espontáneamente esta enfermedad, pero ocurre algo parecido con su equivalente de laboratorio, la encefalitis alérgica experimental: es muy difícil inducirla en machos jóvenes mientras que las hembras son susceptibles[37].

Los varones con esclerosis múltiple son la mitad que las mujeres[i] y sus síntomas empiezan más tarde (tres años después). Pero hay más hombres con evolución crónico-progresiva, más invalidante[545].

DE MADRES A HIJAS

La esclerosis múltiple no se hereda o transmite por los modelos mendelianos conocidos, hay algo en el ambiente que debe facilitarla,

---

[i] El predominio en la mujer tiene excepciones: algunas comunidades de los Cárpatos[62] tienen la misma proporción, y entre los turcochipriotas hay más varones que mujeres con esclerosis[102].

pero nadie cuestiona la importancia del factor genético: se da más en ciertas razas, en ciertas familias y en las mujeres.

En una zona de riesgo medio, la posibilidad de que una persona tenga esclerosis múltiple es una entre 1.000 si no hay parientes afectados. Cuando hay varios miembros afectados, la máxima posibilidad es de madre a hija y la menor de padre a hijo. Si la madre tiene esclerosis múltiple, su hija tiene una posibilidad entre 50 de llegar a padecerla, y su hijo mucho menos.

LOS ENFERMOS TIENEN MUCHAS HIJAS

De un padre con esclerosis es muy raro que su hijo varón la tenga (el riesgo es uno entre 100) y sí es más frecuente encontrarlo en su hija[459]. De hecho, los enfermos varones tienen más hijas que hijos, al menos en Francia[i] que es donde se hizo la encuesta[535].

HERMANOS Y GEMELOS

Valoramos el factor genético de una enfermedad estudiando cómo se comporta en gemelos[210]. Para ver lo que influye la herencia y el ambiente en la esclerosis múltiple observamos si coincide o no en los gemelos, en hermanos normales, en hermanos de un solo padre y en los adoptados[378].

Los hermanos de un paciente tienen una probabilidad de uno entre 35, la misma que su mellizo (bivitelino). Pero si un gemelo (univitelino)

---

[i] En Francia nacen más niñas que niños (relación 1.05). Según una amplia encuesta (8.000 pacientes de ambos sexos), entre francesas con esclerosis múltiple la descendencia de hembras es todavía superior a la media[535].

padece esclerosis múltiple la probabilidad de que el otro también es altísima: una sobre tres[i].

FAMILIAS CON ESCLEROSIS

En los primos y otros parientes el riesgo es escaso. El 80 % de pacientes de esclerosis no conocen otros familiares que la tengan[119,205].

La polémica sobre ambiente y herencia sigue abierta. Lo más probable es que la causa de la esclerosis múltiple sea multifactorial, o sea, que sean varios los factores, genéticos y ambientales, que coincidan en una persona que ha de desarrollar la enfermedad. En las formas familiares de esclerosis múltiple predomina claramente la genética, pues los hermanos se afectan igual aunque vivan en diferentes regiones y climas[5].

LOS HEREDEROS ENFERMAN ANTES

Como ocurre en otras enfermedades, las formas de esclerosis de mayor base hereditaria serían las que tienen un comienzo de los sintomas a edades más tempranas. El riesgo familiar de padecer esclerosis múltiple varía con la edad en que aparecen los primeros síntomas, siendo máximo en los pacientes de menos de 20 años (8.9% de riesgo) y mínimo después de los 40 (1.3 %)[ii].

---

[i] Estudiando 15815 parejas del mismo sexo se encontró concordancia en la enfermedad en dos de los siete univitelinos y en ninguno de los bivitelinos[257].

[ii] El riesgo familiar de padecer esclerosis múltiple varía con la edad en que aparecen los primeros síntomas: en pacientes de menos de 20 años, el 8.9 % de los hermanos padecerá la enfermedad; entre 21 y 30 años, el riesgo desciende al 5.1 %, y sigue bajando entre 31-40 años (3.1 %), 41-50 años (1.3 %) y es mínimo, incluso inverso, después de los 50 (0.6 %)[459].

¿HACEMOS RESONANCIA A LOS FAMILIARES?

Una cuestión a dilucidar, de base ética y repercusión económica: ¿se debe hacer resonancia a los hermanos o descendientes de pacientes con esclerosis múltiple? Se ven lesiones hiperintensas en algunos familiares que hasta entonces no tenían síntomas[306].

F4

4. La esclerosis múltiple es ambiental

Vimos que la genética es importante para sufrir esclerosis múltiple, pero no basta: algo en el ambiente debe desencadenarla. Hay muchas personas "predispuestas" hereditariamente y que nunca la tendrán. Otras, con los mismos genes, sí la van a desarrollar porque en cierto momento ocurrió algo en su entorno. Ignoramos si ese algo fue un virus, un tóxico, un clima, una dieta especial u otra cosa. Sólo sabemos que el "contacto" se produjo en la infancia o la adolescencia, y que los síntomas aparecieron cinco, diez o veinte años después.

ES MALO ALEJARSE DEL ECUADOR

El riesgo de padecer esclerosis múltiple depende de la latitud geográfica: tienen más probabilidades los que residen lejos del ecuador (sobre todo en la infancia-adolescencia). En regiones tropicales no se habla de esclerosis múltiple. Por cada 100.000 habitantes, en Florida hay 15 pacientes; pero suben a 80 en Boston y a más de 100 en Escandinavia o Islandia[84] .

En nuestro hemisferio, mientras más al norte, hay más casos y más graves: por cada paciente muerto en Nueva Orleans (30° latitud norte) mueren cinco en Boston (42°), y si un estadounidense emigra al norte del país, aumenta su riesgo de padecer esclerosis múltiple[270]. Lo mismo pasa en Japón, aunque los japoneses son menos vulnerables a la enfermedad. En el hemisferio autral la enfermedad también predomina en las zonas más alejadas del ecuador, ahora las sureñas[334].

LA CARRERA DE FAETÓN

En Etiopía, Libia y otras zonas desérticas y soleadas no hay esclerosis múltiple. Según la mitología, los desiertos se formaron tras la alocada carrera de Faetón, hijo de Helios, que consiguió que su padre le dejase llevar un día el carro del Sol. Los briosos corceles que movían el astro alrededor de la Tierra (la mitología griega es pre-copernicana) se desbocaron y en algunos sitios se acercaron demasiado a la Tierra, abrasándola y dejando regiones áridas y desérticas.

Las zonas geográficas a las que se acercó Faetón[i] en su carrera no tienen pacientes de esclerosis múltiple: el desierto y el sol les protegen. Los etíopes (*"caras quemadas"* en griego[20]) no la padecen. El clima y la cantidad de radiación solar influyen en la aparición de esclerosis múltiple[277], que prefiere regiones frías y lluviosas[288].

INVASORES DE LA SEGUNDA GUERRA MUNDIAL

El soldado era inglés y acababa de cumplir veinte años cuando llegó a la isla. No sabía que medio siglo después sería acusado de introducir una terrible enfermedad. Formaba parte de un batallón británico

---

[i] **Faetón** (*el Brillante*) consiguió que su padre (Helios/Apolo) le permitiese llevar un día el carro del Sol, que gira sobre la Tierra tirado por cuatro briosos caballos. Los animales se desbocaron y el sol perdió su rumbo: en algunos puntos se alejó de la Tierra (se formaron los polos) y en otros momentos se acercó demasiado (dando origen a los desiertos). Lo cuenta Ovidio en **Las metamorfosis**:
Se aproximan a la Tierra...¡Y qué estragos ha de presenciar!. Se calcinan árboles, campos, ciudades, personas! ¡Cada montaña es un Etna en erupción! (...) Se retiraba el Nilo a los extremos del mundo. (...) De esta aventura fogosa dicen que le quedó a Etiopía su tono moreno y a Libia su tierra yerma.

(estamos en 1940, segunda guerra mundial) con órdenes de ocupar el archipiélago de las Feroe[i] antes que los barcos de Hitler.

En esas islas no había habido nunca un enfermo de esclerosis múltiple. Tras la ocupación (1943-1960) se observaron 24 casos lo que, para una población tan reducida significa una verdadera epidemia[272]. Y luego, prácticamente nada: un solo paciente en treinta años. Algo parecido ocurrió en Islandia[271].

LOS NIÑOS RUSOS QUE COMEN CARNE

Los niños rusos que comen mucha carne tienen más riesgo de padecer esclerosis múltiple; lo mismo ocurre con los tienen amigdalitis repetidas o padecen alergias antes de los 15 años[196].

No es la carne, sino la costumbre de ahumarla, la que aumenta las posibilidades de padecer la enfermedad, dicen los estudiosos de Francia, Suiza y las islas Feroe[282,283]. En Croacia, además de la carne ahumada, se asocia la esclerosis con un mayor consumo de grasas animales, patatas y leche no pasteurizada[485]. Hablamos, claro está, de probabilidades estadísticas y su significación es relativa.

YA NO SE USAN EMPASTES DE MERCURIO

En los dientes de muchas personas todavía quedan empastes realizados con amalgamas de mercurio. La boca, despoblada por los años y la caries, se reparaba con estas sustancias resistentes y baratas. Esos empastes resultan poco estéticos y ya no se usan. Los odontólogos disponen de materiales más modernos, bonitos y caros. Y, aunque no está demostrado, evitan las sospechas que siempre

---

[i] Las islas Feroe o Faeroer están en el Atlántico Norte, al noroeste de Gran Bretaña. En el siglo IX fueron invadidas por noruegos y desde 1380 dependen de Dinamarca. A principios de la segunda guerra mundial los ingleses las ocuparon adelantándose a la marina alemana.

rodearon a las amalgamas de mercurio[i]. Se dice que, a la larga, se va absorbiendo el metal, que resulta tóxico para el organismo en general y, además, aumenta el riesgo de padecer esclerosis múltiple[489].

POLUCIÓN

Las zonas contaminadas, con mayor riesgo general para la salud, alteran también las defensas. Esta es la causa que algunos invocan para apoyar sus trabajos en los que se encuentra más esclerosis múltiple en las zonas industriales, con mayor polución, especialmiente en industrias textiles y de procesamiento de metales (en Francia, en Chequia). Los componentes exógenos adversos alteran de un modo significativo los mecanismos inmunológicos y tienen un efecto provocador y desencadenante en la esclerosis múltiple[358,284,295].

¡LUZ, MÁS LUZ!

Licht, mehr licht![ii] fueron las últimas palabras de Goethe. Ese deseo de luz deberían tener los predispuestos a problemas de mielina, porque la luz protege de la esclerosis múltiple[226]. La radiación solar y otros factores climáticos hacen que aparezca o no la enfermedad[277]. Los países con más horas de sol tienen menos pacientes, quizá porque la luz o los rayos ultravioleta tienen efecto inmunosupresor sobre la glándula pineal[226,335,383].

La pineal produce la melatonina, que es la hormona del ritmo y que también modula la inmunidad. Con la edad su importancia disminuye

---

[i] El mercurio se usa también en instrumentos de medición (termómetros o barómetros) porque, siendo metal, es líquido, móvil. De esa movilidad le viene el nombre: Mercurio, tenía alas en los pies y era el dios de los viajes y del comercio.

[ii] ¡Luz, más luz! (*Licht, mehr Licht!*) fueron las palabras que Goethe pronunció justo antes de morir (22 marzo 1832).

y el 40 % de los adultos normales ya tienen la pineal calcificada. En la esclerosis múltiple la calcificación de la glándula es prematura y más intensa, y en un estudio se encontró que todos los pacientes la tenían calcificada[467]; dedujeron que ciertas anomalías de la pineal y de la melatonina favorecen el desarrollo de la enfermedad.

BIENMIELINIZADOS LOS POBRES

Los pobres tienen mejor mielina que los ricos. Hay más esclerosis múltiple en las clases acomodadas y bien educadas[42], incluso en los más intelectualizados. Los últimos datos[274] son concluyentes: entre las personas de nivel socioeconómico elevado es más frecuente la enfermedad, y esto se ve todavía más claro en los países en desarrollo, donde son más extremas las diferencias entre status económico y condiciones sanitarias[564]. La miseria extrema protege de la esclerosis múltiple.

ASUSTADOS POR LA VARICELA

Donde hay varicela abunda la esclerosis múltiple y a la inversa. No es extraño que el virus de la varicela (herpes zoster) haya sido implicado en la patogenia de la esclerosis múltiple. En las zonas de riesgo se adquiere antes de los 10 años (el 95 % de los niños) y suele quedar "dormido" (en estado latente) durante muchos años, con exacerbaciones periódicas como la esclerosis múltiple,

Uno de los que creyó esa hipótesis fue el Dr. Ross. Con fanatismo de recién converso hizo una campaña en prensa y radio difundiendo por todo Estados Unidos la noticia de que la varicela produce esclerosis múltiple. Era 1995 y miles de americanos se asustaron por una teoría que aún está sin demostrar.

EL VIRUS REZAGADO Y LA VACUNA TARDÍA

Las enfermedades propias de la infancia deben pasarse "a su tiempo", y las vacunas administrarse cuando se debe. O pueden aparecer problemas. En un grupo de pacientes de esclerosis múltiple se descubrió que les habían vacunado de la polio muy tarde, con 15 años cumplidos[49]. En otros, las infecciones infantiles "habituales" (sarampión, varicela, tosferina y otras) ocurrieron más tarde de lo habitual (estadísticamente)[320,380]. En algunas niñas se adelantó la menarquia (la primera menstruación) lo que aumentó el riesgo de padecer enfermedades "infantiles" después de la pubertad[380].

UNA INFECCIÓN DISPARA LA EM

La esclerosis múltiple es un trastorno inmunológico, de base genética **y/o**[i] ambiental, que en un momento dado se desencadena por un virus[94,242].

Desconocemos qué virus[ii] (en forma de infección o de vacuna) pudo actuar durante la niñez y favorecer la aparición de esclerosis múltiple en la edad adulta. Y no tiene por qué ser un solo germen, sino que esta enfermedad autoinmune sería la "vía final conjunta" de varias infecciones comunes en la infancia, en un orden o intensidad determinado, sobre un niño predispuesto[86].

---

[i] Siempre evito la expresión **y/o** (tomada del lenguaje de la lógica: *and/or*). La uso aquí sólo para atacarla, aliado con Lázaro Carreter[289]: *"Si esta sandez progresa, dispongámonos a asistir a una merienda en que nuestra anfitriona nos pregunte: ¿Quiere usted chocolate y/o leche?"*.

[ii] Se sospecha de muchos virus: sarampión, rabia, herpes simplex, parainfluenza 1, scrapie, paramixovirus, coronavirus, virus V del simio, HTLV-1. Estuvo de moda el herpes-virus 6 humano, pero los seroanticuerpos (IgG) de enfermos en diferentes estadios no dan diferencias con los controles[372].

LA EXTRAÑA MUERTE DE MI GATO

"Cuando yo era niño jugaba con mi gato pero un día enfermó y pronto murió sin que supiéramos de qué". Este relato aparece con cierta frecuencia en las encuestas a pacientes de esclerosis múltiple realizadas en Ohío (Estados Unidos)[221]: era más frecuente en ellos haber tenido en su niñez o adolescencia un gato que murió de una enfermedad desconocida.

Otros han afinado encontrando más esclerosis múltiple entre los que tenían un gato siamés[209]. Si partimos de que en el desarrollo de la esclerosis múltiple interviene un virus, la infección puedan venir no sólo de los humanos sino también de otros animales.

PERROS CON "MOQUILLO"

También se culpa a otros animales domésticos, como los perros. Cuando son pequeños y no se les vacuna tienen un alto riesgo de contraer el "moquillo"; es una enfermedad producida por un virus neurotropo[i] que, aparentemente, no daña al hombre, pero que en teoría teoría podría contagiársele.

No ha podido demostrarse que la esclerosis múltiple esté facilitada por el paso al hombre del virus del moquillo canino, pero esta controvertida hipótesis encaja con las agrupaciones cronológicas de la esclerosis en las islas Faroe, Islandia y otras zonas[89,92,93,95,424]. Estudios recientes insisten en el papel del virus del moquillo canino[94,345,346,439].

---

[i] Neurotropo (de *neuro*=nervioso y *tropos*=afín) significa que tiene afinidad o predilección por el sistema nervioso.

EL MISTERIO DE LA ALDEA DE HENRIBOURG

Sólo viven 70 personas en esta aldea canadiense. A una mujer que residió allí en los años cuarenta se le diagnosticó esclerosis múltiple. A través de sus informaciones se descubrió que la enfermedad afectó también a seis compañeras de su misma clase y a dos soldados que estuvieron de maniobras en la zona en ese tiempo[198].

Demasiadas coincidencias: algo ocurrió ese año en Henribourg (Saskatchewan). Según la Enciclopedia Británica[i], esta bella y salvaje provincia de Canadá es la principal zona de paso de numerosos pájaros cantores, aves acuáticas, halcones y búhos, muchos de los cuales allí anidan ...

PÁJARO EN LA JAULA[ii], PÁJARO EN LA OLLA

Los pájaros (enjaulados o salvajes) pueden ser vectores en la esclerosis múltiple. Se piensa que es porque transmiten el virus de Epstein-Barr (los anticuerpos a ese virus suelen estar altos en pacientes de esclerosis)[307,333,366,541]. Otros dicen que les da a los que comen gaviotas infectadas con ornitosis.

Durante la segunda guerra mundial los habitantes de las islas Faroe cocinaban y consumían algunos pájaros acuáticos[282]: precisamente a esto, y no a la invasión británica, pudo deberse la famosa epidemia de esclerosis de aquella época.

---

[i] La Enciclopedia Británica es una fuente inmensa de conocimiento. Jorge Luis Borges empezó por la primera página y la leyó entera.

[ii] Pájaro en la jaula (Bird on the wire) es una de las canciones más conocidas de Leonard Cohen.

PASARSE DE DEFENSAS

Hiperactividad inmunológica: las reacciones de defensa son excesivas y descontroladas en los pacientes con esclerosis. Su sistema inmunológico pierde el control y responde exagerada e inadecuadamente a virus o a otros elementos extraños. Esta es la idea actual tras comprobarse que los enfermos de esclerosis producen exceso de anticuerpos no sobre uno sino sobre múltiples virus[498]. Y esto se ve en suero, pero aún más al analizar el líquido cefalo-raquídeo. La cuestión no sería que reaccionan a un virus latente, sino que estos pacientes reaccionan mal ante gran cantidad de agentes virales.

UNA ENFERMEDAD SISTÉMICA

En la esclerosis múltiple la característica genética que se transmite es una condición sistémica, asintomática en principio, y no limitada al sistema sistema nervioso; hay otras alteraciones como las de los leucocitos[123]. Posteriormente, el ambiente sería determinante en la evolución del rasgo genético heredado; esto explicaría la baja concordancia entre gemelos monozigóticos[410].

CADA VEZ HAY MÁS ESCLEROSIS MÚLTIPLE

Voluble cual veleta de campanario, la esclerosis múltiple es inestable hasta en su frecuencia. En el mismo país la incidencia varía por años o periodos cortos: en Noruega[337] aumentó mucho en el periodo 1975-1985. En las islas Shetland[93] la incidencia ha disminuído y el descenso comenzó entre 1951 y 1968.

En Noruega se han descrito claras fluctuaciones periódicas de la incidencia[121]. Otros dicen que los cambios de incidencia son a costa de una determinada forma evolutiva, lo que apuntaría a que hay varios tipos de esclerosis múltiple[280]. Desde una perspectiva histórica, la mayoría de datos sugiere un ligero incremento en la extensión de la enfermedad[71,121,330,473,546].

TODAS LAS CULPAS PARA LA VITAMINA D

Los estudios epidemiológicos muestran una extraña coincidencia: en los sitios en que hay más esclerosis múltiple abundan también el cáncer de próstata, las caries dentales, el cáncer de cólon y la enfermedad de Parkinson. Incluso hay quien se atreve a explicarlo: estas enfermedades tan diferentes clínicamente pueden compartir una aberración de la vitamina (hormona) D, la cual tiene un papel plurifacético en la inmunorregulación[478].

¿AZAR O NECESIDAD?

Entre las mujeres con esclerosis hay muchas peluqueras[500] y enfermeras[209]. Entre los varones, abundan los trabajadores del metal o de empresas eléctricas[287]. En ambos sexos hay más frecuencia de visitas a bases militares[209] y destaca el grupo sanguíneo 0 positivo[318,323]. ¿Azar o necesidad?[i]

HIPÓTESIS CLÁSICAS

La intuición es un atajo del conocimiento. Me gusta atender a lo que dicen, sin pruebas, las personas inteligentes, sean neurólogos o poetas. En las tragedias de Shakespeare se esboza el psicoanálisis y en frases sueltas de Charcot o Parkinson encontramos ideas brillantes que años

---

[i] *"El azar y la necesidad"* se titula el conocido libro en que Jacques Monod[351] plantea si los hechos son causales o casuales.

después asumirán los científicos. Las hipótesis médicas deben probarse en estudios controlados, pero su mero planteamiento teórico es un ejercicio de la inteligencia y la imaginación que puede abrir camino a soluciones futuras. Otras veces se quedan en anécdotas.

Los grandes hombres de la medicina de principios de siglo dieron una larga lista de factores que relacionaron con la esclerosis múltiple: el sudor[98], el estrés[76,165], la exposición al frío, los esfuerzos excesivos, infecciones agudas previas (fiebre tifoidea, viruela), una toxina mielinolítica circulante (toxinas "rompemielina")[315], etc.

CON MÁS DESENFADO QUE UN PERRO EN MISA

Son elucubraciones modernas, hipótesis dichas con desenfado y desparpajo, sin demostraciones o métodos rigurosos. Pero podrían contener parte de la verdad sobre las causas y mecanismos de la esclerosis múltiple.

- El abuso de medicamentos y de otras drogas[61].

- Alteraciones de los oligodendrocitos: por incapacidad de sus células progenitoras[122], porque los infecta un virus[308], o porque son atacados por priones[i (556)].

- La culpa de la desmielinización está en los astrocitos, esas células auxiliares y efectoras, que intervienen en los procesos de cicatrización y regeneración[214].

- La lesión nerviosa inicial es de origen vascular: hay vasos genéticamente susceptibles que producen una hipertensión local, y una

---

[i] Los priones son pequeñas partículas proteináceas, con capacidad infectiva que se distingue de los virus porque no tienen ácidos nucléicos intrínsecos. En las enfermedades "clásicas" por priones (la de "las vacas locas, el Kuru, Scrapie) los priones afectan a las neuronas mientras que, según esta hipótesis, en la esclerosis múltiple atacarían a los oligodendrocitos.

isquemia hipóxica; esto desencadena la desmielinización y trastornos secundarios que alteran el sistema inmunológico[184]. Del mismo tipo, pero antes de nacer: hay alteraciones vasculares e inflamatorias de las vellosidades coriónicas (de la placenta) en la madre de los enfermos de esclerosis múltiple y otras enfermedades autoinmunes[276].

- La causa está en el sistema neurovegetativo. Esta teoría se apoya en que los síntomas varían con los cambios de temperatura y en que una de cada tres mujeres deja de tener menstruación[254].

- La sustancia P interviene en la formación de placas; es un undecapéptido que actúa en el sistema nervioso como neurotransmisor y es regulador de la respuesta inmune[26].

- Un virus que se acantona en los ganglios sensitivos raquídeos y en los ganglios de los pares craneales. Luego, desde esos *"privilegiados santuarios"*, periódicamente, invade el cerebro, la médula espinal o incluso (en otras enfermedades desmielinizantes) los nervios periféricos[368].

ALGO OCURRE ANTES DE LOS 15 AÑOS

Estudiando a los emigrantes se puede saber si la causa de una enfermedad es genética o ambiental, aunque hay ciertas dificultades metodológicas[168]. E

n Suecia hay mucha esclerosis múltiple y en Etiopía ninguna. Si un sueco emigra a Etiopía y le da esclerosis múltiple es porque la llevaba en sus genes. Si un etíope emigra a Suecia y le da esclerosis múltiple es porque hay algo en el ambiente nórdico que favorece la enfermedad.

Al estudiar a comunidades que emigran se llega a la conclusión de que lo importante es la edad a que lo hacen. Si un etíope de más de 15 años viaja a Suecia nunca tendrá esclerosis, pero si lo hace recién nacido tiene posibilidades de tener la enfermedad aunque menos que los suecos de pura cepa. Los estudios con emigrantes apoyan la importancia del factor ambiental con un largo periodo de incubación[102,168,268].

GENÉTICA Y AMBIENTE, ENREDADOS

La genética es pues muy importante, pero los que contraen la enfermedad tienen que haber estado en contacto con algún factor ambiental antes de hacerse adultos. Algo ocurre pues antes de los 15 años que, en personas genéticamente predispuestas, desarrolla la esclerosis. Sea cual sea su raza, un emigrante recién nacido adquiere el riesgo de la zona a la que va. Si el que emigra es ya un adolescente lleva consigo el riesgo del país en que pasó su infancia[290].

Hay datos claros sobre la base genética de la enfermedad y sobre la necesidad de que contribuya un factor ambiental[118,413,458,460,520]. Con los conocimientos actuales, parece claro que la coincidencia de ambos factores ha producido un trastorno de base autoinmune en un paciente. Genética y ambiente se han enredado, como las zarzamoras en los vallados[i].

---

[i] La metáfora original se refiere a la enfermedad que algunos llaman amor: *"Tus ojos y los míos se han enredado, como las zarzamoras en los vallados"*. Aparece en un poema de Miguel Hernández.

F5

5. Los síntomas principales

La esclerosis múltiple puede producir casi cualquier síntoma. Las lesiones, pocas o muchas, atacan al azar cualquier parte del sistema nervioso. Ver doble o borroso, andar como borracho, sentir hormigueos en los brazos o las piernas acartonadas, es lo más frecuente. También, molestias al orinar o hacer de vientre, problemas sexuales o trastornos del carácter. Cualquier cosa es posible.

El modo en que aparecen estos síntomas (el curso clínico) es impredecible. Lo más frecuente es que lleguen en forma de "ataques" (brotes) que luego repiten (recurrentes), alternando con periodos de mejoría. Otras veces los trastornos van progresando lenta e insidiosamente.

DISPERSOS EN EL TIEMPO Y EN EL ESPACIO

Lo característico de los síntomas es la dispersión. Se dispersan en el tiempo: unos síntomas aparecen antes, otros después, con distancias de meses o años. Y se dispersan en el espacio nervioso: el daño al cerebelo da temblor, la lesión de las fibras sensitivas produce hormigueos, se ve doble porque hay una placa en el tronco, y las piernas no se mueven porque la vía piramidal está afectada.

La enfermedad dispersa por antonomasia es la esclerosis múltiple.

EL COMIENZO DESAPERCIBIDO

Es raro que el paciente llegue al neurólogo al primer brote. En el comienzo suelen coincidir dos o más síntomas leves, que duran poco y son subjetivos (los nota el paciente pero los demás no "los ven"). La mitad de los pacientes empieza por "hormigueos" o cansancio de una extremidad, y uno de cada cuatro por molestias visuales. Lo que hace que vayan al médico son los síntomas más llamativos (menos frecuentes al principio) como parálisis, ceguera o problemas de equilibrio importantes.

SÍNTOMAS *AVANT-LA-LETTRE*

Son los síntomas "anticipados" (*avant-la-lettre*)[i], los que ocurrieron antes del diagnóstico. El paciente no les dió importancia, o los olvidó, pero el médico insistirá para saber cuándo empezó realmente la enferemedad: aquellas molestias en la pierna que achacaron a "ciática", los días que pasó viendo doble "hasta que le pusieron gafas", o esa temporada con vértigos después de pasar "la gripe".

MINUTOS, HORAS, DÍAS, SEMANAS O MESES.

¿Cuánto tardan en aparecer las molestias? Todo sigue siendo variable, pero aproximadamente sigue la **regla de los quintos** (1 de cada 5): de cada cinco pacientes, uno desarrolla los síntomas en cuestión de minutos (formas superagudas), uno lo hace en horas (subagudas), uno en pocos días (agudas), uno en semanas (subcrónicas) y en otro se prolonga durante meses (formas crónicas, que resultan más frecuentes después de los 45 años)[3].

---

[i] *Avant-la-lettre* es un galicismo culto y significa "por anticipado". Originariamente se denominaban así las pruebas, de una estampa sacadas antes que le añadiera inscripción o letra alguna. Esas copias, por ser las primeras, todavía no habían "fatigado" la plancha y, por tanto, son las más apreciadas[223].

LOS SÍNTOMAS MÁS FRECUENTES

Cuando la enfermedad se establece, el síntoma más frecuente (casi la mitad) es la debilidad muscular: va desde una sensación de fatiga "general" a la parálisis completa de determinada zona. Sigue la neuritis óptica, en 4 de cada 10 pacientes. Un tercio tiene trastornos sensitivos (desde sensaciones anormales a verdadera anestesia). En la cuarta parte de los casos veremos temblor cerebeloso o problemas de coordinación. Y algo detrás va la frecuencia del nistagmo, la diplopia (visión doble) o la incontinencia.

LA FATIGA QUE NADIE RECONOCE

La fatiga es el síntoma del que más se quejan los pacientes de esclerosis múltiple[534]. Se cansan o agotan pero nadie les hace caso. Como no hay nada paralizado, no lo reconocen ni los familiares (*"siempre te quejas de que estás cansado y no tienes motivo"*) ni el médico (la fatiga no es un signo objetivo, no se puede medir). A veces ni el propio enfermo sabe cómo definirla.

MESENCÉFALO Y FATIGA

La sustancia reticular ascendente es un conjunto de neuronas que interviene en la vigilia y en mantenernos activos. Se sitúa en el tronco encefálico, principalmente en sus porciones altas (mesencéfalo). Precisamente allí hay aparecen más lesiones desmielinizantes cuando hacemos resonancia a los pacientes que más se fatigan[108,349].

MÉDULA ESPINAL Y PARÁLISIS

La debilidad muscular puede ser intensa y producir verdadera parálisis de una o más extremidades. Es una parálisis espástica, es decir, con aumento del tono muscular y exageración de los reflejos tendinosos. Se produce porque hay placas en la médula espinal y, concretamente, en la vía motora piramidal, que trae del cerebro las órdenes para ejecutar movimientos voluntarios.

En estos enfermos aparece el signo de Babinski: al rascar la planta del pie, los dedos, en lugar de flexionarse como en una persona normal, se extienden, en especial el dedo gordo.

MÉDULA ESPINAL Y ATAXIA

Si las placas afectan la médula en los cordones posteriores, los que llevan la sensibilidad profunda, el individuo es capaz de sentir el dolor y cierta modalidad de tacto, pero no recibe información adecuada de la posición de sus articulaciones ni del terreno que pisa.

Entonces, al caminar, no tiene datos de cómo se mueve y su marcha resulta incoordinada, atáxica: va dando tumbos como si estuviese borracho. La falta de información que le viene de los pies y articulaciones la compensa con la vista, mirando hacia abajo continuamente mienstras camina. Cuando el neurólogo le explora, le hace cerrar los ojos con lo que el paciente, falto de toda información, cae: es lo que se conoce como prueba de Romberg.

LA VISTA PERDIDA Y HALLADA

Súbitamente, en horas o pocos días, se pierde la visión de un ojo y acude al oftalmólogo que diagnostica neuritis óptica. El 90 % de los casos recupera espontáneamente la visión pero puede ser el comienzo de la esclerosis múltiple. No todas las neuritis ópticas pasan a esclerosis múltiple, pero están muy relacionadas. Las neuritis repiten en uno de cada cuatro casos.

CEREBELO Y COORDINACIÓN

El cerebelo es un órgano especializado en integrar y coordinar los movimientos. Cuando las placas le afectan aparecen dismetría, disartria, disdiadococinesia, distaxia de marcha y temblor intencional. Su afectación es de mal pronóstico, sobre todo si aparece en las fases iniciales.

TRONCO DEL ENCÉFALO Y PARES CRANEALES

En el tronco del encéfalo, además de las vías ascendentes y descendentes, están los núcleos de los pares craneales. Cuando se afecta pueden lesionarse los nervios responsables de la sensibilidad o del movimiento de la cara (neuralgia del trigémino, parálisis facial), los nervios del oído y equilibrio (aparecen trastornos auditivos o vértigo) o los que mueven los ojos -oculomotores- (el paciente ve doble o tienen un "temblor" especial de la mirada que se llama nistagmo). El nistagmo es un signo importante pues aparece en más de la mitad de los pacientes con escleroris múltiple crónica. Ya lo describió Charcot en su tríada clásica.

DIPLOPIA DE LA CINTILLA

Cuando miramos a la izquierda hace falta que nuestro ojo izquierdo se desplace hacia fuera y el ojo derecho hacia adentro, y que además lo hagan coordinadamente. Para eso está la cintilla longitudinal medial que es una vía nerviosa doble. Conecta el núcleo motor ocular interno derecho (que mueve el ojo derecho hacia el interior) con el núcleo motor ocular externo izquierdo (que mueve el ojo izquierdo hacia el exterior); y a la inversa.

Si se lesiona la cintilla que sirve para mirar a la izquierda, el paciente verá doble al intentarlo, porque sus núcleos oculomotores no se coordinan (aunque por separado pueden moverse). Esto es lo que se conoce como oftalmoplejia internuclear: el paciente ve doble cuando mira a un lado, pero no cuando mira al otro o cuando converge para leer. La lesión puede deberse a una placa de esclerosis o a otras causas (vasculares, tumorales, etc)[i].

DONDE NO HAY PATRÓN, MANDA MARINERO

Si el cerebro no puede mandar órdenes a la médula ésta se hace independiente. Las neuronas de la médula tienen circuitos propios que le permiten reaccionar de modo autónomo ante un estímulo. Si una persona pisa un objeto punzante la médula responde retirando el pie (contrayendo los flexores de la pierna) y lo hace automáticamente, antes de que el cerebro "se entere". Si un músculo del muslo se estira bruscamente, también hay un circuito en la médula, que lo evita, haciendo que se contraiga: es el llamado reflejo de estiramiento[ii], el que provoca el neurólogo cuando golpea el tendon de la rótula con su martillo.

Cuando las placas afectan a la vía piramidal o a otras descendentes, por un lado se queda sin movimientos voluntarios (hay parálisis) pero por otra parte los reflejos medulares se independizan, se quedan sin "patrón" que les controle; entonces exageran su actividad, y contraen demasiado

---

[i] A veces la lesión afecta a las dos cintillas produciendo una oftalmoplejia internuclear bilateral: ve doble al mirar a la derecha, y al mirar a la izquierda, pero no cuando converge (por ejemplo lee bien). Si esto ocurre en un adulto joven casi se puede asegurar que es una esclerosis múltiple.

[ii] Los reflejos medulares son autónomos pero no del todo: están controlados o frenados por segmentos superiores como las neuronas de la corteza cerebral (que tienen forma de pirámide) y que mandan sus órdenes por axones que descienden hasta la médula formando la vía piramidal.

los músculos, aunque sea con mínimos estímulos. Aparecen la hiperreflexia (los reflejos se exageran) y la espasticidad (el aumento del tono de los músculos provoca intensas contracturas. El paciente queda inmóvil, con posturas fijas que no ceden ni cuando intentamos moverle nosotros pasivamente.

ESPASTICIDAD A PLAZOS

A veces la espasticidad no es contínua sino que aparece en forma de crisis o espasmos musculares. Son episodios de duración variable en que se contrae un músculo o un grupo de músculos, una especie de "calambre" que suele ser doloroso y nocturno, y afecta más las extremidades inferiores.

A LAS MUJERES LES DUELE MÁS

Los pacientes de esclerosis múltiple sufren bastante con sus dolores, a veces desde el inicio de la enfermedad. Incluso la forma de presentarse puede ser un dolor crónico de origen desconocido[407]. Los dolores son más intensos y frecuentes en las mujeres (se afectan el doble o triple)[360,540] y en las formas espásticas. El dolor agudo aparece como neuralgias, neuritis óptica dolorosa o como signo de Lermitte. El dolor crónico (lumbalgias, espasmos, disestesias) es característico de las lesiones medulares[360,503]. En ocasiones la esclerosis múltiple se presenta como una intensa "jaqueca" en una persona sin antecedentes migrañosos[164].

LA MÉDULA DA PROBLEMAS DE VEJIGA

Los problemas de vejiga aparecen cuando las placas afectan ciertas zonas de la médula espinal[159]. Los enfermos orinan con frecuencia (polaquiuria) y cuando lo hacen tienen la sensación de que no han terminado (tenesmo vesical). A veces tienen que ir rápidamente al baño (micción imperiosa) o hay incontinencia (se escapa la orina). Más rara es la retención (no puede vaciarse la vejiga). En los varones, estos síntomas suelen acompañarse de impotencia.

FORMAS COMBINADAS

La mitad de los pacientes tienen formas clínicas mixtas o generalizadas. Todo el sistema nervioso central aparece más o menos afectado mezclándose síntomas medulares, cerebrales, de los nervios ópticos, el cerebelo y el tronco del encéfalo. Un tercio de los pacientes presentan formas preferentemente medulares, con parálisis espástica y ataxia. Sólo el 5 % tienen formas en las que destacan síntomas cerebelosos o el déficit de visión (la neuritis óptica dejó secuelas)[3].

LA SUSTANCIA GRIS TIENE BULA[i]

La esclerosis múltiple afecta cualquier parte del sistema nervioso pero casi nunca lesiona la sustancia gris: corteza cerebral y núcleos de la base. Por eso se ven muy raramente síntomas como demencia, afasia (dificultad para expresar en palabras lo que se piensa), convulsiones, coma, parkinsonismo u otros movimientos anormales de tipo extrapiramidal[3,441].

---

[i] Tener **bula** significa estar dispensado de alguna carga. Era un documento eliminando alguna obligación que emitía el Papa y sellaba con la ***bulla*** (bola o sello de plomo pontifical, de donde le viene el nombre). .

F6

6. Mente, afectos y personalidad

Muchos médicos creen que la esclerosis múltiple no produce trastornos mentales, o que sólo aparecen en enfermos graves de larga evolución[33]. De hecho, el examen neurológico de rutina sólo descubre alteraciones cognitivas en el cinco por ciento[246,269,332].

Sin embargo, la mente, los afectos y la personalidad se alteran en la mayoría[i]. Las causas son primarias (por daño neurológico) y secundarias (por estrés y por la forma de adaptarse a una enfermedad crónica). A veces provocan más incapacidad que las secuelas físicas.

LA ESTÚPIDA INDIFERENCIA

Algunos pacientes con esclerosis múltiple dan la sensación de que no les importa nada su enfermedad. Charcot le llamó *"estúpida indiferencia"* y Vulpian habló de *"optimismo morboso"* para describir que su ánimo es demasiado positivo.

Muestran **euforia,** un estado de alegría, despreocupación o incluso júbilo, que resulta patológico; es una forma de reaccionar inapropiada para los problemas que sufren. La euforia indica que hay lesiones en la sustancia blanca de los lóbulos frontales, y siempre se acompaña de signos de afectación cerebral[3,161].

---

[i] Con un siglo de retraso se confirma[259,427] lo que Charcot había dicho: *"En cierta etapa de la enfermedad hay un notorio debilitamiento de la memoria, los conceptos se forman con lentitud, las facultades intelectual y emocional están embotadas en su totalidad"* [76] .

DETERIORO DESDE EL PRINCIPIO

Las pruebas que usamos para medir la demencia de Alzheimer no sirven en los pacientes con esclerosis múltiple porque la mayoría conserva la inteligencia general y el lenguaje[428]. Pero con test especiales la mitad muestra un ligero deterioro cognitivo desde el principio de la enfermedad[64,259,406,427], y más en los días siguientes a un brote[156].

Con los años se afecta la capacidad visuo-espacial, el cálculo, la memoria reciente, la atención, el modo en que se procesa la información (verbal) y la abstracción o formación de conceptos[310]. A los tres años, uno de cada cinco pacientes tiene un deterioro mental importante[12,48,232,239,428] y son los más incapacitados[81].

LA CORTEZA DESCONECTADA

Las alteraciones cognitivas se producen porque las lesiones de la sustancia blanca "desconectan" la corteza cerebral, la aislan[418].

En la resonancia hay lesiones alrededor de los ventrículos, muchas confluentes, sobre todo en cuerpo calloso, y en el SPECT se aprecian defectos en lóbulos frontales[416,417,419]. Puede verse el tercer ventrículo dilatado y cierto grado de atrofia cortical[425].

LAGUNAS BIOGRÁFICAS

Cuando falla la memoria casi siempre se olvidan las cosas inmediatas o recientes (dónde dejamos el bolígrafo), pero se recuerdan bien los sucesos antiguos (el servicio militar, los compañeros de colegio).

En la esclerosis múltiple ocurre al revés: la mayoría conservan la memoria inmediata o reciente, pero fallan incomprensiblemente al recordar sucesos importantes de su infancia o adolescencia. Los familiares se sorprenden con estas lagunas de su biografía, que son más frecuentes en las formas crónicas progresivas[33-35,81].

TESTARUDOS CON SUS ERRORES

Resuelven mal los problemas porque persisten en los errores que comenten. El paciente de esclerosis múltiple da "respuestas perseverantes" en las pruebas neuropsicológicas: no es capaz de abandonar una hipótesis incorrecta o irrelevante, que otros descartan rápidamente[34,207,429,430]. Este comportamiento se produce porque las placas desconectan algunos circuitos de los lóbulos frontales (se ve también en traumatismos o tumores de la misma zona).

LACÓNICOS QUE NO NACIERON EN ESPARTA

Cuando alguien habla poco se dice que es lacónico y en realidad se le está llamando espartano[i]. La fluidez verbal está disminuída en estos pacientes[34,66] por varios motivos. Acceden lentamente a la información almacenada por lo que les cuesta recordar las palabras, pueden tener disartria (dificultad para articular sonidos) y además tienen problemas psicológicos.

La fluencia verbal es peor si hay placas en la porción anterior del cuerpo calloso, en las regiones frontales y en el hemisferio izquierdo[416,419]. Por el contrario, son raros otros problemas de lenguaje como afasia, alexia o agrafia.

---

[i] La capital de **Laconia** era la aguerrida Esparta, de austeridad tan extrema que llegaron a prohibir el uso de la oratoria (esa decadente moda ateniense). De ahí que **lacónico** designa a la persona que rehuye conversar.

ESA CARA NO ME SUENA

Algunos tienen dificultades para recordar la cara de personas conocidas, o para distinguir las emociones de un rostro[430]. El nombre técnico es **prosopagnosia** (de *prosopos* = rostro o persona y *agnosia* = falta de conocimiento) y resulta típico de lesiones cerebrales derechas (parte posterior) que trastornan la percepción visual o la forma en que se procesa la información visuoespacial.

LA RISA QUE DE CAUSA LEVE PROCEDE

En ocasiones ríen o lloran sin causa suficiente. Esta risa o llantos patológicos indica una labilidad emocional[149] que vemos en uno de cada diez pacientes.

No hay relación con los brotes, ni con depresión o ansiedad. Sin embargo, en los pacientes con "risa patológica" se observa un deterioro de su cociente intelectual[134]. No necesitó Cervantes[74] estudios estadísticos para intuirlo en "El Quijote": *"Denota mucha memez la risa que de causa leve procede"*.

LA DEMENCIA ES RARA

En algunos pacientes de larga duración, muy incapacitados, el déficit mental puede ser muy intenso, con alteraciones cognitivas y de comportamiento, constituyendo una verdadera demencia[i], pero afortunadamente esto es raro en la esclerosis múltiple.

---

[i] La **Demencia** es una alegoría medieval que representa a *un hombre harapiento, con una cachiporra, avanzando entre piedras, probablemente arrojadas contra él por la chiquillería, según la mala costumbre de apedrear a los locos*[434].

En esos casos la demencia es "subcortical"[484], del tipo "sustancia blanca" (con más afectación de la atención y funciones psicomotoras), diferente a la demencia tipo Alzheimer (con mayores trastornos de memoria y verbales) que es "de sustancia gris"[148].

LAS ENFERMEDADES MENTALES SON ENFERMEDADES CEREBRALES

Este viejo aserto sigue vigente en la esclerosis múltiple: las alteraciones mentales o cognitivas (y, en gran medida, las afectivas y de personalidad) reflejan las lesiones que se han producido en el cerebro. A más placas más daño cerebral y más trastornos mentales.

Analizando las resonancias se obtienen conclusiones de Perogrullo: los pacientes con mayor cantidad total de lesiones hiperintensas tienen más déficit cognitivo[349,444], sobre todo cuando predominan en regiones periventriculares posteriores y tienden a coalescer[176]. Las lesiones en lóbulos temporales producen más trastornos psiquiátricos[220].

LA MITAD CON DEPRESIÓN

Los pacientes de esclerosis múltiple tienen más depresión[i] que otros grupos correspondientes[477]. :Se deprimen entre la mitad [376] y la cuarta parte[349] de ellos.

La depresión depende sobre todo de la actividad de la enfermedad en ese momento[376]. La depresión no se relaciona con edad, sexo, duración de la enfermedad, déficit cognitivo, incapacidad, ni con el tipo des lesiones de la resonancia magnética[349].

---

[i] La depresión es variable y hay dificultades metodológicas para valorarla[51], pero tras meta-análisis estadístico de seis estudios se demuestra que es muy frecuente en pacientes de esclerosis múltiple[477].

ELLAS VAN MÁS AL PSIQUIATRA

El 90 % de los pacientes sufre ansiedad[376] y es mayor cuando la esclerosis es más activa. La depresión afecta al 40 % y más del 10 % cumple criterios de enfermedad maniaco-depresiva[240]. Y no siguen el modelo "familiar" de los trastornos afectivos[241].

Se ha encontrado una relación entre los trastornos afectivos y la esclerosis múltiple, en el paciente y en sus familiares y esto es aún más evidente en las mujeres: de 31 pacientes con trastornos afectivos graves, 27 eran mujeres[475].

NO ME ESTRESES QUE EMPEORO

Ya se sabía que el estrés[i] empeora la hipertensión arterial, las enfermedades cardiacas, la epilepsia e incluso el cáncer. Y también la esclerosis múltiple, que lo había dicho Charcot hace mucho tiempo y ahora se ha demostrado.

El estrés influye en la aparición de los brotes[ii] e incluso podría condicionar el desarrollo de la propia enfermedad[188,189,190,253, 507,542,543]. Un paciente que sufre o se mantiene estresado tiene más posibilidades de que le aparezca un nuevo brote, y también a largo plazo evoluciona peor su enfermedad. Esto es lógico porque el estrés afecta al sistema inmunológico[77] ya alterado en la esclerosis múltiple[iii].

---

[i] En las reacciones de estrés o alerta se secreta cortisol (que aumenta el colesterol), pero también se liberan adrenalina y noradrenalina (dos importantes neurotransmisores) que hacen que se acelere el pulso, se tensen los músculos y se agudicen los sentidos.

[ii] El estrés y el entorno social influye en la aparición y exacerbaciones de diversas situaciones neurológicas: esclerosis múltiple, crisis epilépticas y accidentes cerebrovasculares[188].

[iii] Se producen ciertas proteínas endógenas[253] que pueden ser antígenos-diana para los linfocitos T.

EL CLUB DE LOS SUICIDAS

Es el título de un cuento de Stevenson[506]. Lo usamos para destacar –con una exageración literaria - el riesgo de suicido de los pacientes con esclerosis múltiple. En comparación con la población normal tienen el doble de posibilidades de quitarse la vida.

El suicidio se ve en situaciones de depresión, frecuentes en la esclerosis múltiple. Hay otras circunstancias predisponentes: estrés familiar, problemas económicos, aislamiento, deterioro de la calidad de vida y, sobre todo, la falta de confianza en el futuro (éste último parece el factor decisivo, más que la depresión)[278].

El riesgo de suicidio exige tratar la depresión. Además de antidepresivos, se hará psicoterapia resaltando las medidas actuales que tanto mejoran la calidad de vida y las expectativas reales, presentes y futuras, abiertas por los nuevos tratamientos.

En autopsias, el cerebro de los suicidas tiene poca serotonina (un precursor de la melatonina) y en su glándula pineal escasea la melatonina. Lo interesante es averiguarlo antes: se les toma una muestra de sangre mientras duermen y, si la melatonina está baja, hay peligro de que intenten matarse[469].

LA PERSONALIDAD DE LA ESCLEROSIS

La personalidad de los pacientes con esclerosis múltiple podría estar condicionada genéticamente[i], ser una consecuencia del ambiente

---

[i] La personalidad o estructura psíquica (al igual que el esqueleto o el color de los ojos) podría tener una base genética, no sólo de los padres sino también de antepasados (e incluso de especies anteriores al hombre) si seguimos a Jung[244]: *"Según la ley fundamental filogenética la estructura psíquica debe, exactamente como la anatómica, llevar en sí las marcas de los grados ancestrales atravesados".*

(sociofamiliar, educativo) o un modo de reaccionar a la enfermedad. Posiblemente hay un poco de todo.

Todos reconocen la falta de control de sus emociones y que su euforia tiende a aumentar con los años[310]. Se describe un perfil mental característico de la esclerosis múltiple, en que los trastornos afectivos se asocian de dos formas específicas: por un lado, disforia, euforia y manía; por otra parte, depresión, ansiedad y tendencia a dramatizar, con cierto grado de anosognosia. Este tipo neuropsicológico se ve también en lesiones frontales basales y mediales[507].

Los mecanismos de defensa y superación cambian mucho y el psiquiatra debe estar atento[376]. Tienden a la represión y al aislamiento como elementos compensadores[72].

LO QUE NECESITAN ES AMOR

Los pacientes de esclerosis múltiple tienen una especial necesidad de amor, pero de un amor que requieren en forma pasiva[107]. Su autoestima depende que esta demanda afectiva se resuelva en el plano familiar y social[538].

Psicodinámicamente tienen unos mecanismos de defensa rígidos, con dificultad para resolver sus conflictos íntimos, sea por sublimación o internalizando experiencias emocionales nuevas y satisfactorias.

Los pacientes de esclerosis múltiple han sufrido en la infancia más de lo normal, con acontecimientos desagradables en edades tempranas que, en algunos, condicionaron una estructura de personalidad alterada[107]. También tienen más rasgos depresivos y una manifiesta autoagresividad (al fin y al cabo la auto-inmunidad es una especie de ataque contra uno mismo).

LA PENA CRÓNICA

No se trata de verdadera depresión sino de un tinte melancólico en la personalidad de estos pacientes. La mayoría padece "pena crónica", una tristeza permanente, una predisposición desanimada que empeora en determinados periodos[199,200,539].

SISTEMA LÍMBICO Y DEPRESIÓN

La afectación del sistema límbico en la esclerosis múltiple puede ser la causa de la depresión en estos pacientes. Estudiando el flujo cerebral regional (tomografía por emisión de fotón simple) se han observado asimetrías en el sistema límbico en los pacientes deprimidos por comparación con los controles[457]. También se ha visto en enfermos de esclerosis que su estado de ánimo se relacionaba con trastornos neuro-endocrinológicos por afectación de hipotálamo e hipófisis[129].

SALUD DENTAL Y SALUD MENTAL

En general, los pacientes con esclerosis múltiple tienen una salud dental normal aunque una mayor proporción de problemas con la articulación témporo-mandibular[513]. En el grupo de los que tienen más problemas psiquiátricos sí se encuentran más empastes dentales en los que con frecuencia se usan amalgamas de mercurio. La toxicidad del mercurio llegó a suponerse era la causa de la esclerosis múltiple; quizá no tanto, pero los estudios muestran que a más mercurio en los dientes, más trastornos mentales[489].

LE MANDAN AL MANICOMIO Y TENÍA ESCLEROSIS

Un paciente de esclerosis múltiple sin antecedentes psiquiátricos puede presentar súbitamente un cuadro psicótico: se trata de un brote de la esclerosis múltiple que ha afectado principal o exclusivamente a la sustancia blanca hemisférica: la clave la dan la resonancia y el estudio de inmunoglobulinas en LCR[78,135,215,225]. Algunos "psicóticos" que terminan en el manicomio (o equivalente) son pacientes con variantes "encefalíticas" de esclerosis múltiple o de otras enfermedades neurológicas: al fin y al cabo, *las enfermedades mentales son enfermedades cerebrales.*

SE ESCRIBE COMO SE ES

Eso dice la grafología, que es una ciencia. La escritura es una conducta típicamente humana que exige la integridad de numerosos y variados circuitos motores, sensitivos, de coordinación y de lenguaje. Cuando una enfermedad neurológica daña estos circuitos, se producirá un trastorno de la escritura que los grafólogos pueden analizar con criterios físicos y psicológicos.

Hay un método grafológico muy específico que es capaz de reconocer alteraciones típicas de la esclerosis múltiple[547]. Los análisis de estas técnicas grafológicas son cada vez más precisos pues se aplican programas informáticos al procesamiento de datos.

SE AMA COMO SE ES

Eso dice Ortega, que es un filósofo. El amor es el acto más delicado y total de una mente[i]. Si una enfermedad daña el cerebro (la mente) esto

---

[i] Ortega y Gasset[384] deduce la psicología de un individuo por la forma en que ama: *"En el amor se reflejarán la condición e índole del alma. Si ésta es poco perspicaz, ¿cómo va a ser zahorí el amor? Si es poco profunda, ¿cómo será hondo su amor? Según se es así se ama.*

puede alterar las capacidades amatorias, que son el modo más elaborado de expresar los afectos.

Los trastornos afectivos (disforia, depresión y ansiedad) de los pacientes con esclerosis múltiple van a modificar sus relaciones de pareja, en ambos sentidos.

Es muy importante la personalidad y actitud hacia la enfermedad del cónyuge o compañero. En este aspecto se ha demostrado que las mujeres aportan una mayor ayuda, tanto de un modo directo, como cuando se trata de obtener los recursos necesarios y facilitar la integración social[180].

SE CANTA LO QUE SE PIERDE

Eso canta Amancio Prada[i] (el verso es de Machado[309]). La nostalgia de las capacidades perdidas afecta a todos los humanos, y en los enfermos crónicos puede ser un sentimiento peligroso.

Afortunadamente, la adaptación mejora con el tiempo. Cuando algo malo surge en nuestras vidas desarrollamos mecanismos de adaptación y superación. Decía el filósofo que lo importante no es lo que nos ocurre sino cómo lo asumimos. Cada individuo responde de modo diferente a la adversidad, según su capacidad personal y la forma en que se le ha educado.

En la esclerosis múltiple, las reacciones más negativas se dan en pacientes jóvenes y en los que llevan pocos años de enfermedad. Luego, la evolución es más positiva: conforme pasa el tiempo se asume el problema, se van desarrollando mecanismos de

---

[i] Amancio Prada es probablemente el mejor cantautor español. En una de las acogedoras tertulias de Amalia, rebosante de amigos, fresas y ninfas, dejamos la plática inacabada cuando se rompían las copas de la madrugada.

compensación y va mejorando el grado de satisfacción y adaptación social[455]. Hay que dejar de mirar atrás y enfrentar el futuro con las posibilidades y expectativas reales.

F7

7. Sexo, esfínteres y otros síntomas.

El sexo, motor de la vida, es importante, sobre todo en personas jóvenes como las que padecen esclerosis múltiple. Unos continúan con normalidad sus relaciones sexuales y otros tienen problemas. Cuando los hay, coinciden problemas urinarios o depresión[25,325] y aumentan conforme pasan los años[505]. Aquí los veremos junto a otros síntomas poco frecuentes de la esclerosis múltiple.

EL FETICHISTA

En la empresa le consideraban un sujeto normal hasta que empezó a coleccionar ropa interior. Los compañeros descubrieron que trabajaban junto a un fetichista sexual y el diagnóstico lo dio la resonancia magnética: tenía placas desmielinizantes en el lóbulo frontal y en el temporal[227]. Era un caso aislado de exceso o desviación sexual, como el que describió Freud. Sin embargo, en los pacientes de esclerosis, lo habitual es lo contrario.

GALLINA QUE NO COME ES QUE HA COMIDO

Al marido dejó de interesarle el sexo. No es que fuese impotente, simplemente que nunca intentaba tocarla. La mujer, joven, guapa y otrora bien requerida, lo consultó con una amiga. Su respuesta fue rotunda y la adornó con metáfora de corral: *"Gallina que no come es que ha comido; eso es que tiene una amante"*.

Ninguna de las dos sabía que el hombre tenía esclerosis múltiple. En el 65 % de estos pacientes disminuye su actividad sexual y, a veces, incluso antes del diagnóstico. Después de saberlo, uno de cada tres se hacen indiferentes al sexo, ni siquiera les interesa hacer el amor[325].

ERECCIÓN, LUBRICACIÓN Y PLACER

Los hombres padecen más disfunciones sexuales. De cada tres varones con esclerosis, dos tienen erecciones demasiado cortas o débiles que impiden la penetración. El problema de las mujeres es de lubricación. El orgasmo resulta difícil y tanto hombres como mujeres disfrutan menos que antes. La falta de orgasmo se ve más en los que tienen síntomas piramidales y placas en el tronco del encéfalo[25].

LA ERECCIÓN ES COMO HINCHAR UN GLOBO

No basta con llenar el globo de aire, hay que evitar que salga. En la erección normal, la excitación relaja los músculos de las arterias y el pene se llena de sangre, pero luego hay que cerrarle la salida. Hay artilugios que imitan ese proceso. El pene fláccido se introduce en un tubo de vacío donde hacemos una presión negativa (manual o automáticamente) con lo que entra sangre al miembro y se produce una erección. Para mantenerla, se coloca en la base del pene una cinta de goma que no deja salir a la sangre (no debe tenerse más de 20 minutos)[155]. El consejo del médico es imprescindible.

MASTURBACIÓN NATURAL O ARTIFICIAL

Algunos hombres no tienen erección por problemas psicológicos, otros se excitan sexualmente pero tienen las vías descendentes lesionadas y la "orden" no llega a la médula sacra que es la que interviene en la erección. Si está intacta el reflejo medular de erección existe, sólo que en lugar de desencadenarlo mentalmente, habrá que provocarlo a nivel local, estimulando directamente el pene mediante masturbación natural (personal o asistida por la pareja) o con un vibrador. Si es necesario, luego se recurre a la cinta de goma en la base del pene para prolongar la erección.

LA INVITO A CENAR Y "VIAGRA" DE POSTRE

La Viagra es la droga de moda; mejora mucho la erección (no se asegura la eyaculación) y es tan fácil de usar que no importa lo que cueste (más de mil pesetas la sesión). En el periódico americano *"USA Today"* leímos el comentario de un cincuentón que usó durante años las engorrosas inyecciones de pene, y ahora ha descubierto el milagroso fármaco: *"Ahora todo es natural, simplemente invito a cenar a la chica y me tomo una Viagra en el postre"*. Las acciones del laboratorio fabricante se dispararon en bolsa (aunque luego aparecieron algunas complicaciones del tratamiento).

LUBRICACIÓN PSÍQUICA, REFLEJA O CON CREMA

Cuando una mujer se excita sexualmente, su vagina se humedece: es una lubricación de origen psíquico, que puede fallar en las pacientes de esclerosis bien por falta de libido o porque están lesionadas las vías descendentes. Entonces la lubricación se puede obtener de modo reflejo, como en el hombre, con masturbación natural o artificial previa al coito. En último caso hay cremas lubricantes.

UNA TOALLA ENTRE LAS PIERNAS

En las mujeres con espasticidad de adductores los muslos están cerrados lo que supone un problema para la penetración. Se puede intentar el coito en situación lateral, pero si no es suficiente, ayuda colocar una toalla entre las rodillas[155].

EL SEXO ES UN PLATO VARIADO

Como todo juego, el del sexo se rige sólo por la previa codificación de reglas entre adultos[i]. Los pacientes deben conocer sus limitaciones y sus posibilidades en el terreno sexual y, de acuerdo con su pareja, obtener las gratificaciones que la nueva situación permita.

La búsqueda de nuevas posiciones de coito enriquece las relaciones de cualquier pareja. Si uno de ellos tiene problemas por la espasticidad o alteraciones osteomusculares, intentar posiciones imaginativas puede tener un doble efecto favorecedor, físico y psíquico.

CORTICOIDES COMO AFRODISIACOS

Los corticoides que suelen emplearse para otros síntomas de la esclerosis múltiple (trastornos motores, sensitivos, de coordinación, etc.) han demostrado que, sorprendentemente y por causas desconocidas, mejoran el funcionamiento sexual[325].

EMBARAZO BUENO Y PUERPERIO MALO

La doctrina clásica[ii] es que la esclerosis múltiple empeoraba (e incluso incluso se producía) en los embarazos. Y hasta hace poco se recomendaba abortar a las pacientes. Ahora se sabe que los brotes de esclerosis múltiple son más raros precisamente en los meses de

---

[i] *"El sexo, escenografía del inconsciente humano, constituye un espacio de teatro y juego a cuyo través presencializar zonas poco accesibles de la memoria. Sabemos, desde Freud, que nada de cuanto acontece en su despliegue es susceptible de valoración moral laica. Como todo juego, el del sexo se rige sólo por la previa codificación de reglas entre adultos".* (Gabriel Albiac)[6].
[ii] Eso decía Gowers: *"La esclerosis múltiple empieza durante la gestación, permanece estacionaria hasta el siguiente embarazo y luego se hace más progresiva".*

gestación y sobre todo en el último trimestre[263], precisamente cuando se eleva la alfa-AFP un potente inmunosupresor natural[253].

Pero el puerperio sí es peligroso: una de cada tres pacientes tienen un brote en los meses después del parto. Si tomamos un año entero (los 9 meses de embarazo y 3 de puerperio) el riesgo total de tener un brote es el doble[486,338]. Pero el número de brotes no siempre significa más incapacidad y algunos estudios a muy largo plazo muestran efectos muy favorables del embarazo[456] (más detalles en el capítulo 17). Los brotes aumentan en los tres primeros meses, y son un poco más (pero poco significativo) en las madres que dan el pecho[369].

EMBARAZO, ESCLEROSIS Y ARTRITIS

La gestación influye en la evolución de artritis reumatoide y esclerosis múltiple, y los cambios producidos se parecen mucho. Las dos son enfermedades autoinmunes y correlacionar sus respectivas modificaciones durante el embarazo podría aportar datos etiopatogénicos[101].

LA ORINA NO SE ALMACENA BIEN

El paciente tiene que salir corriendo a orinar (micción imperiosa) o lo hace muchas veces (polaquiuria, que no debe confundirse con poliuria[i]). Suele ocurrir al principio en pacientes con lesiones bilaterales de la vía piramidal. El esfínter (músculo circular que cierra la vejiga) es normal pero la musculatura de la vejiga es irritable (espástica) y no se acomoda. El principal problema es que van a orinar con mucha frecuencia y pueden mejorar relajando el detrusor con anticolinérgicos: imipramina (Tofranil), oxibutina (Ditropán) o

---

[i] Un paciente con polaquiauria orina muchas veces; cuando el volumen total de orina es grande se habla de poliuria.

propantelina. Pueden producir sequedad de boca, taquicardia, o mala acomodación visual. Recientemente se propugna usar instilaciones de capsaicina en las hiperreflexias del detrusor graves[552].

LA ORINA NO SE EVACUA BIEN

Se ve en etapas posteriores. La causa es que el esfínter permanece contraído (siempre cerrado) o que el músculo de la vejiga (detrusor) está débil (no empuja bien), o las dos cosas. La vejiga es fláccida, se agranda porque se llena y no se vacía bien, quedando restos después de orinar. Es preciso evitar estos residuos vesicales que facilitan las infecciones crónicas.

Ejerciendo masajes o presión de arriba abajo se puede ayudar a que evacue una vejiga que está paralizada. Pero no se debe hacer si el detrusor no se relaja porque entoces la orina que no puede evacuarse por la uretra sube hasta los riñones y se favorecen infecciones. En los pacientes con vejiga fláccida y mucho volumen de orina residual hay que evacuación con catéteres varias veces al día. Salvo que esté muy impedido el paciente es preferible adiestrarle para que él solo se cateterice, lo que favorece su independencia.

LA VEJIGA Y SU ESFÍNTER SE DIVORCIAN

El nombre técnico es disinergia detrusor-esfinteriana. Es una situación especial en la que el músculo de la vejiga y el esfínter que la cierra van cada uno por su lado. Se produce un cuadro mixto con urgencia para orinar o incontinencia, alternando con retenciones. Muchas veces hay que combinar anticolinérgicos y un catéter intermitente. El Prazosín puede usarse para disminuir la disinergia entre esfinter y detrusor porque relaja el esfínter interno.

LA SECRETA INCONTINENCIA

No suelen decírselo ni siquiera al médico y, si se lo dicen, puede que no le dé importancia. El caso es que se quedan con el problema. En forma de aforismo un geriatra inglés (Isaacs) da las claves de la situación:

"Las actitudes hacia la incontinencia son una mezcla de antipatía, apatía, simpatía y empatía. Antipatía es disgusto, apatía es distancia, simpatía es cuidar, empatía es acción. El antipático regaña, el apático sonda, el simpático se entristece, el empático investiga y trata".

Y la mayoría de los problemas de vejiga urinaria pueden y deben resolverse, sobre todo si neurólogo y urólogo se ponen en contacto[113]. La necesidad de este intercambio entre especialistas viene dada por la alta frecuencia de problemas vesicales, más de la mitad del total de pacientes, sobre todo en las formas secundariamente progresivas y en las que tienen importante afectación piramidal y cerebelosa[23,63]. En la incontinencia y en la micción imperiosa resultan efectivos, sobre todo en varones, algunos ejercicios de rehabilitación de los músculos del periné, a veces ayudados de estimulación eléctrica[530].

ES RARO QUE SE ESCAPEN LAS HECES

En la esclerosis múltiple puede darse incontinencia fecal, pero es rara y, en principio, deben descartarse otras causas. En los pacientes con debilidad o anestesia de cintura abajo, se relaja el esfínter rectal y pueden escaparse las heces. Habitualmente, con el paso del tiempo se consigue un cierto control, aprendiendo a contraer otros músculos del periné. Algunos antibióticos de los que se usan para las infecciones urinarias producen diarrea y la incontinencia empeora.

Hay que desarrollar hábitos para defecar regularmente, siempre después de las comidas favoreciendo el reflejo gastrocólico. En muy raros casos hay que recurrir a la colostomía (intervención quirúrgica para expulsar las heces a través de una bolsa en la cara abdominal); nunca se hará antes de que pase un año y se hayan ensayado las otras medidas.

UN RELÁMPAGO RECORRIÓ MI ESPALDA

"Fue al flexionar el cuello, de repente sentí como un relámpago, una especie de corriente eléctrica que recorrió toda mi espalda, hasta las piernas donde sentí hormigueos. Dos o tres veces más me ocurrió al agachar la cabeza. Luego, ya no aparecía".

El paciente está describiendo el signo de Lhermitte[i], muy característico de esclerosis múltiple (aparece en uno de cada tres pacientes) aunque no es patognomónico[ii] pues también puede observarse en otras patologías de la médula cervical, principalmente por espondilosis o postraumáticas: una pequeña cicatriz en las meninges medularres puede producirlo[522]. Si este signo aparece de modo aislado en una persona joven debe descartarse una posible esclerosis múltiple.

TEST DEL CALDARIUM

En realidad se llama test del baño de agua caliente pero como esa era una afición romana la he nombrado como ellos (Caldarium)[iii]. Si a un

---

[i] Signo de Lhermitte: cuando el paciente flexiona el cuello, una sensación de calambre o electricidad (habitualmente desagradable) desciende por su espalda hasta las piernas. Se observa en la esclerosis múltiple, pero también en traumatismos y otras patologías de la médula cervical.

[ii] Un síntoma o signo es patognomónico (del griego, *pathos*= enfermedad y *gnosis*= conocer) cuando su sola presencia delata (da a conocer) una determinada enfermedad. Por ejemplo, la elevación de la glucemia es patognomónica de diabetes (salvo circunstancias muy especiales).

[iii] Cuando los exquisitos romanos se bañaban diferenciaban entre *Caldarium* (sala de baños calientes), *Tepidarium* (templados) y *Frigidarium* (fríos). También disponían de una especie de piscina no climatizada, la *Natatio*. Esta distribución se observa bien en las Termas de Caracalla (Roma)[432].

paciente de esclerosis múltiple se le da un baño caliente pueden reproducirse sus síntomas e incluso aparecer otros nuevos. Por ello no es aconsejable su uso. El 80 % de los pacientes empeoran tras la hipertermia, y el 60 % con síntomas "nuevos". Los trastornos suelen mejorarse al pasar dos o tres horas, e incluso algunos tienen una fase de rebote con "bienestar". La base científica es que la temperatura elevada hace más lenta la conducción nerviosa que ya de por sí es baja por la ausencia de mielina, aunque se implica a otros factores (calcio sérico, bloqueo de los canales de iones, cambios circulatorios, proteínas y otras sustancias producidas por la hipertermia, etc.)[197].

CIEGO DESPUÉS DEL EJERCICIO

En algunas personas el ejercicio provoca una ceguera transitoria (síntoma de Uhthoff[i]) y suele desenmascarar una neuritis óptica que estaba latente. Tiene una base similar a la de la prueba del baño caliente: determinados subproductos del metabolismo e incremento de temperatura durante el esfuerzo provocan un transitorio bloqueo de la conducción en un nervio óptico que está ya desmielinizado[483].

SÍNTOMAS TÍPICOS PERO RAROS

Hay algunos síntomas raros de ver en estos pacientes pero que cuando se dan, orientan mucho el diagnóstico. Dos ya los vimos: el signo de Lhermitte y la oftalmoplejia internuclear. Otros son las mioquimias faciales (los músculos de la cara se mueven espontáneamente) que hay que diferenciar de tics benignos; algunas convulsiones tónicas dolorosas (por afectación del tronco del encéfalo) y la aparición de neuralgia del trigémino en un joven (lo veremos en el diagnóstico).

---

[i] Wilhelm Uhthoff fue un célebre neuro-oftalmólogo, posiblemente el primer clínico que se dedicó a esta subespecialidad a caballo entre la Neurología y la Oftalmología.

"ME NACE UNA ZARZA ENTRE LAS INGLES"[i]

Otros dicen *"siento papel de lija entre los dedos"*, *"unos gusanos moviéndose en el vientre"*, o *"agua caliente que fluye dentro"*. Estas sensaciones anormales pueden ser vívidas y tan extraña e imaginativa su descripción que el paciente es calificado de histérico.

Se llaman parestesias (de *para* -anormal- y *estesia* -sensación) y pueden verse en otras enfermedades neurológicas pero en la esclerosis múltiple y en la histeria son especialmente extrañas. Son más frecuentes que la hipoestesia o anestesia (déficit o ausencia de sensación). Pueden ser muy variadas en su calidad y el paciente suele describirlas con términos raros. A veces es una sensación de prurito o picor[67]. También cambia su topografía: ayer las sentía en la pierna derecha y hoy en el brazo izquierdo, o en los genitales. Antes de que dispusiésemos de resonancia magnética no se explicaban anatómicamente estas parestesias, tan raras y curiosas que se consideraban manifestaciones histéricas.

MOVER UNA MANO QUE NO SIRVE

El paciente mueve la mano pero no le sirve porque le falla la sensibilidad articular (no sabe en qué posición tiene el miembro). La causa es una placa en los cordones posteriores de la médula cervical, que además disminuye el tacto fino. Puede sentir calor o dolor y la fuerza y reflejos son normales, pero su mano está "desconectada", no sabe en qué postura la tiene, y termina por no usarla.

---

[i] El verso es de un amigo, Antonio Enrique[17], poeta de sensibilidad tan extraordinaria que recuerda a veces lo que, menos cultamente, dicen los enfermos con esclerosis o histeria: *"Te nace una zarza entre las ingles / un alacrán y espigas locas crecen en mi pecho / ...*

FENÓMENOS PAROXÍSTICOS

Una persona previamente sana empieza a elevar o retorcer el brazo, a veces también la pierna del mismo lado, "como si bailara"; o hace muecas con la cara, gesticulando grotescamente. Lo habitual es que le traten con tranquilizantes y que, varios días después, hayan desaparecido estos movimientos raros. Es muy posible que la familia piense que estaba nervioso o que ya sabían que es un poco histérico.

Así se presentan la corea, espasmos, distonías y otros movimientos anormales que pueden afectar una extremidad, la mitad de la cara o medio cuerpo; son fenómenos paroxísticos (aparecen de pronto) o transitorios (duran poco tiempo, días o semanas)[212]. Las causas frecuentes son problemas vasculares o una esclerosis múltiple[105,178,322,379,445]. Las crisis epilépticas verdaderas son raras, y sugieren que las placas están cerca de la corteza cerebral[i].

LA TOS DEL DIABLO

Aún más rara es la bautizada "tos diabólica" encontrada en una mujer no fumadora con esclerosis múltiple que desarrolló frecuentes crisis de tos diurna o nocturna, de origen neurógeno, sin causa laríngea o bronquial, de curso recidivante, y que, como otros fenómenos paroxísticos cedió con antiepilépticos[236].

LA PLACA QUE RETRASA LA REGLA

Es raro, pero las placas pueden aparecer en el hipotálamo y producir trastornos endocrinos. Una mujer de 30 años dejó de tener

---

[i] Hay descripciones aisladas de crisis de extensión tónica de los miembros por una lesión contralateral del tronco del encéfalo[297].

menstruaciones, y los endocrinólogos diagnosticaron que le fallaban las hormonas gonadotrófica y somatotrópica. Las dos se producen en el hipotálamo, y allí había una placa de esclerosis según demostró la resonancia magnética[100].

Otras veces se han visto lesiones subtalámicas que producen amenorrea (falta de menstruación) con galactorrea (secreción de leche por el pezón)[516]. Atención pues a la súbita aparición de trastornos endocrinológicos en estos pacientes.

LATIDOS DEL CORAZÓN DORMIDO

En la esclerosis múltiple las lesiones centrales pueden alterar el sistema nervioso autónomo. Las pruebas funcionales diurnas suelen ser normales, pero los estudios realizados durante el sueño o en registros de 24 horas indican una disfunción del sistema simpático, con menor adaptabilidad a las variaciones de frecuencia cardiaca1[37,173,350].

EL OLVIDO DE LOS SUEÑOS

Siempre soñamos más de lo que recordamos. Pero en algunas enfermedades del sistema nervioso, sobre todo en las que afectan a la parte posterior del cerebro, se olvidan casi todos los sueños. En los pacientes con esclerosis múltiple[463] resulta llamativo el que durante los brotes olvidan casi todo lo soñado. Además, estos pacientes tienen otros problemas con el sueño, que está alterado y fragmentado entre otras cosas por los espasmos dolorosos nocturnos, por movimientos periódicos de las piernas durante el sueño[136] o por la necesidad de levantarse a orinar, pero en algunos casos por pequeñas lesiones a nivel del tronco del encéfalo.

SE DUERMEN DE DIA

Duermen mal de noche, y de día tienen sueño. En algunos casos la excesiva somnolencia diurna es un problema. De hecho, los pacientes con esclerosis múltiple pueden sufrir narcolepsia (accesos irresistibles de sueño diurno) e incluso cataplejia (atonía muscular brusca fisiológicamente similar a la de la fase REM del sueño)[476].

Se han descrito otros trastornos del sueño más raros como un tipo especial de apnea del sueño conocida como "maldición de Ondina[i]". Pueden verse placas en el bulbo (junto a la zona de la formación reticular que controla la respiración automática), lo que resulta muy peligroso pues puede llegar a la muerte súbita[21,179,396].

Todo esto traduce lesiones en las zonas del tronco del encéfalo que regulan el sueño y en las que interviene la serotonina, un neurotransmisor regulado por la melatonina, influída a su vez por la pineal[464]. Los mecanismos son complicados y no bien aclarados, pero en los pacientes con verdadera narcolepsia o cataplejia, en incluso en los que sólo tienen cierta somnolencia diurna resulta eficaz el tratamiento con una nueva sustancia, el modafinil[54].

---

[i] Nuestro corazón late y nuestra respiración se produce automáticamente, aunque no estemos atentos. En la mitología, Ondina fue condenada a realizar voluntariamente todas las funciones automáticas, por eso se llama **"maldición de Ondina"** a una disomnia (problema de sueño) que asocia trastornos de la respiración espontánea y otros problemas del sistema neurovegetativo.

F8

8. El diagnóstico[i]

Para diagnosticar esclerosis múltiple hay que combinar lo que cuenta el paciente, lo que ve el médico y lo que dicen las pruebas.

Primero el paciente cuenta sus molestias subjetivas (síntomas) y el orden en que aparecen (historia clínica o anamnesis). Luego, el médico, con ayuda de martillo, aguja o diapasón, hace una exploración neurológica que va a recoger signos objetivos (si los reflejos están bien, si hay anestesia, la forma de caminar, etc.). Finalmente, se piden pruebas complementarias: análisis, resonancia magnética, punción lumbar, potenciales evocados y otros.

UNIDAD EN LA DIVERSIDAD

Se diagnostica cuando coinciden varios síntomas que, sin ser ninguno de ellos específico, forman un conjunto bastante característico, más típico cuanto más avanza la enfermedad.

Con los años se suceden brotes y se van sumando síntomas que ya no pueden justificarse por una lesión única.

---

[i] Diagnóstico procede del griego: *dia* (separar) y *gnosis* (conocimientos). Aunque algunos enfermos descontentos prefieren la definición del "Diccionario del diablo" (Ambrose Bierce, 1911)[53]: **Diagnóstico:** *pronóstico de enfermedad que realiza el médico tomando el pulso y la bolsa al paciente* (en inglés hay un juego de palabras: *the patient's pulse and purse*).

Si en la misma persona observamos debilidad muscular, incoordinación, visión defectuosa, trastornos sensitivos, sexuales o de los esfínteres, el médico no puede explicarlo por un tumor o por una hemorragia en determinada zona. Síntomas tan diversos indican lesiones dispersas, y eso es lo característico de la esclerosis múltiple.

DISPERSIÓN EN EL TIEMPO Y EN EL ESPACIO

Hoy en día el diagnóstico clínico de esclerosis múltiple se basa en esa doble dispersión, temporal y espacial. En el tiempo, porque en meses o años han ocurrido varios episodios de disfunción neurológica. Y en el espacio porque los síntomas y signos indican que hay varias lesiones nerviosas independientes.

SE DIAGNOSTICA A LA DE DOS

El primer brote casi siempre pasa desapercibido. Generalmente porque no se le da importancia a los primeros síntomas (que suelen ser subjetivos: el paciente se queja pero nadie ve lo que le pasa), y además suelen ser leves y transitorios.

Lo habitual es que no se diagnostique hasta el segundo brote, y pueden haber pasado unos meses o diez años[i]. Para diagnosticar antes, no bastan los síntomas; hay que acudir a pruebas complementarias: punción lumbar, potenciales evocados, resonancia magnética y otros exámenes.

---

[i] El tiempo que transcurre entre los primeros síntomas y el diagnóstico es cada vez más corto. Por ejemplo, en un estudio italiano muy reciente el intervalo es de 5 años mientras que en la misma zona, en la década de los 80 se tardaba 9 años en saber el diagnóstico[473].

POSIBLE, PROBABLE O DEFINIDA

Para clasificar la enfermedad se usa el protocolo de Poser[415] que incluye datos clínicos y paraclínicos. Según el número de brotes, la evidencia de lesiones por los síntomas o por las pruebas realizadas se habla de: esclerosis múltiple posible, probable o definida (clínicamente, o por laboratorio)[144].

¿PARA QUÉ SIRVE LA PUNCIÓN LUMBAR?

En manos expertas la punción lumbar es poco molesta. Descarta otras enfermedades y permite estudiar las inmunoglobulinas del líquido cefalo-raquídeo. Suelen estar elevadas[363], en especial la inmunoglobulina G y zonas específicas llamadas bandas oligoclonales[i]. La elevación es menor en varones y en las formas de inicio tardío o crónico-progresivas[ii].

La inmunoglobulina M se eleva algo menos (55 %) y se relaciona con la actividad de la enfermedad: sube en los brotes y está más elevada en los pacientes con más recaídas[487].

LOS SENDEROS DE LA VISTA

Las fibras nerviosas conducen mejor los potenciales eléctricos si están envueltas en mielina; cuando falta mielina la conducción es más lenta. Por eso, para diagnosticar esclerosis múltiple se mide la velocidad a la

---

[i] Las bandas oligoclonales de inmunoglobulina G se obtienen haciendo electroforesis. Son bastante específicas de esclerosis múltiple, pero se pueden ver en otras inflamaciones como sífilis, meningoencefalitis, y polirradiculoneuritis[441]. El índice de IgG tiene una sensibilidad del 63%, especificidad del 65%, y la probabilidad de resultado positivo es 1.80 (2.4 sin corticoides)[299].

[ii] En la mitad de pacientes la inmunoglobulina G también aumenta en suero lo que sugiere que el trastorno inmunológico es sistémico, que no se limita al tejido nervioso[563].

que conducen las vías ópticas, las auditivas o las de la sensibilidad somática.

En la parte de atrás de la cabeza, cerca de la parte de cerebro encargada de la visión (lóbulo occipital) ponemos unos electrodos. Nos servirán para registrar los cambios de potencial producidos (evocados) cuando damos un estímulo a los ojos del paciente (un "flash" por ejemplo). Son los potenciales evocados visuales. Si son más lentos de lo normal indican que la vía óptica está lesionada, aunque el paciente vea bien y la resonancia sea normal. Son también muy útiles para seguir la evolución de la enfermedad[319].

Si hay neuritis óptica de un lado los potenciales visuales suelen mostrar que el otro nervio también está algo afectado[125]. Muchos pacientes de esclerosis que nunca se quejaron de la vista tienen alterados los potenciales evocados visuales y esto se corresponde con lo que dicen las autopsias (el nervio óptico está afectado en casi todos los casos)[125]. Esta prueba es tan sensible que puede utilizarse como prueba objetiva del test del agua caliente[i] .

LOS CAMINOS DEL OÍDO

Lo mismo hacemos al medir los potenciales evocados auditivos (un sonido junto al oído y el electrodo sobre la corteza temporal). O al obtener potenciales somestésicos: estímulo eléctrico en piel, y el potencial evocado se recoge sobre la corteza parietal.

Se registran una serie de ondas o cambios de potencial que, según su amplitud (su altura) o su latencia (lo que tardan en aparecer) nos indica cómo están funcionando las vías visuales, auditivas o de sensibilidad. De esta forma se pueden apreciar y objetivar pequeñas

---

[i] El test del agua caliente produce síntomas porque los nervios desmielinizados son muy sensibles al calor. Esto puede objetivarse con los potenciales evocados visuales: cuando se eleva la temperatura más de un grado disminuye la amplitud de la onda P2[471] .

alteraciones que pasarían desapercibidas en la exploración clínica rutinaria. El sistema es indoloro, no tiene contraindicaciones, ayuda al diagnóstico y sirve para valorar la evolución, sobre todo si hay neuritis óptica.

En personas con esclerosis, el 75 % tiene alterados los potenciales evocados visuales y somatosensitivos, y el 50 % los evocados auditivos (también se les llama tronculares porque las vias que exploramos atraviesan el tronco del encéfalo)[291].

LAS POTENCIAS, DE EJERCICIO AJENAS[i]

La señora tampoco se enteró esa noche y el hombre se decidió al fin a saber si era impotente. El neurólogo del ambulatorio le dedicó un poco más de tiempo, le hizo bajar los calzoncillos y exploró el reflejo cremastérico: rozó con una espátula de madera el muslo y el testículo de ese lado subió un poco. Luego, el reflejo bulbocavernoso: al apretar el glande se contrajeron los músculos del pene. La sensibilidad del periné estaba bien y no había síntomas de incontinencia así es que pensaron que no era por la esclerosis múltiple.

Sería una cuestión psicológica, comentaron. Pero el hombre no tenía ganas de psiquiatras y preguntó si podían hacerle otro tipo de pruebas. Le citaron por la noche para medir sus erecciones mientras dormía. El fundamento es simple y lógico: si la causa de la impotencia es psicológica, cuando llega el sueño el individuo se desinhibe y tiene erecciones espontáneas[502]. Le pusieron un artilugio en el pene para medir la turgencia y rigidez del miembro viril. Soñó con la actriz que le gustaba y pasó la prueba con sobresaliente. Cuando llevó los resultados, el neurólogo le felicitó y dijo que la médula estaba bien. La

---

i Quevedo[426] describe la impotencia en el contexto de la vejez: *La boca despoblada por los años, las potencias, de ejercicio ajenas…*

única posibilidad estaba en estudiar los nervios que van a los genitales, y recomendó un neurofisiólogo.

EL NERVIO DE LA VERGÜENZA

Los nervios pudendos[i] llevan fibras sensitivas y motoras de los genitales externos (pene y escroto en el hombre) y del esfínter anal. Con un aparato llamado electromiógrafo puede objetivarse su funcionamiento. Encima del pene se coloca un electrodo que emite una pequeña corriente eléctrica y estimula el nervio dorsal del pene (sensitivo); el potencial que se produce (evocado) puede recogerse con otro electrodo situado encima del músculo bulbocavernoso (en la base del miembro viril) o en el esfínter del ano (que tiende a contraerse). Se mide la altura del potencial evocado y el tiempo (latencia) que tarda en aparecer[300,423,470]. Es la prueba más precisa para la impotencia[ii].

NIVELES DE VITAMINA B12

Siempre debería medirse el nivel de vitamina B12 de la sangre en la esclerosis múltiple[435]. Es frecuente encontrar anemia macrocítica, con niveles bajos de B12 en suero y en LCR.

Una dieta deficitaria en B12 puede agravar los síntomas[195,554], porque esta vitamina B12 es necesaria para la formación de mielina y para las respuestas inmunes. La esclerosis múltiple empieza más temprano en personas con disminución grave de vitamina B12[469].

---

[i] En latín, **pudendus** significa *"lo que debe causar pudor o vergüenza"*.

[ii] De 29 pacientes con impotencia, 26 tenían alterados los potenciales evocados de los nervios pudendos; otros tres casos eran de etiología psicológica)[258].

A BUEN JUEZ, MEJOR TESTIGO[i]

El juez de la esclerosis múltiple es el médico. Él diagnostica y pronostica pero ya no sólo con criterios clínicos. Su sentencia se apoya ahora en un testigo excepcional: la resonancia magnética. Una prueba indolora, sin complicaciones y que da testimonio veraz, objetivo y preciso sobre la marcha de la enfermedad.

La Resonancia es muy sensible: detecta lesiones en el 90 % de los pacientes. El problema es su falta de especificidad. En la esclerosis múltiple se ven áreas brillantes periventriculares en la sustancia blanca pero esto también puede verse en otras enfermedades inflamatorias o vasculares. No es placa todo lo que "reluce"[559]: las áreas hiperintensas pueden indicar desmielinización pero también edema, gliosis o pérdida de axones. Y son frecuentes los errores de diagnóstico.

LA RESONANCIA NO ES INFALIBLE

Una Resonancia magnética normal no significa que no haya esclerosis múltiple; diagnostica más del 90 % de los casos pero puede resultar negativa si hay pocas placas y están en la médula, tronco del encéfalo o nervios ópticos[490,527]; en estos casos hay que completar el diagnóstico con los datos clínicos, con potenciales evocados y con estudio de líquido cefalo-raquídeo.

En la fase T2 de la resonancia vemos más "lesiones" de las que realmente hay. Obtenemos imágenes menos específicas y que son más grandes que el área realmente dañada; tienen poca relación con la incapacidad clínica1[47,328] pero sirven para valorar cómo evoluciona la enfermedad[390].

---

[i] *"A buen juez, mejor testigo"* es un conocido poema de Zorrilla.

RESONANCIA CON GADOLINIO

En la fase T1 de la resonancia podemos resaltar las imágenes inflamatorias dando un contraste intravenoso como el gadolinio[329]. Así conseguimos detectar "brotes" que ni siquiera han dado síntomas, hasta 5 ó 10 veces más[27,204]. Esto resulta muy útil en ensayos clínicos para valorar la eficacia de los nuevos tratamientos[331,340]. Esta técnica diferencia las lesiones "activas" de las que no lo son, pero pueden confundirse las placas con zonas puramente inflamatorias[112].

TRANSFERENCIA MAGNÉTICA EN LA RESONANCIA

La transferencia magnética es un nuevo sistema[i] que se aplica a la resonancia para obtener imágenes de mejor calidad[532]. Se ven más lesiones que en la resonancia convencional, más nítidas y contrastadas. También se ven mejor sus propiedades[ii], si son activas o antiguas, por lo que esta prueba es mucho más específica.

DIAGNÓSTICO DIFERENCIAL

La esclerosis múltiple se puede confundir con muchas enfermedades[480], y sólo citaremos la larga lista. Lupus eritematoso sistémico[302] (se han descrito casos de ambas enfermedades en la misma familia[494]), síndrome de Sjögren primario[127,355], panarteritis nodosa, enfermedad de Behçet, SIDA, paraparesia espástica tropical, sarcoidosis[495], encefalomielitis aguda diseminada, neuróptico-mielitis, enfermedad de Lyme[169], enfermedad cerebrovascular, sífilis menigovascular, angiomas medulares[68] o del tronco del encéfalo[526],

---

[i] Es una técnica de contraste por irradiación *"off-resonance"* del reservorio tisular de protones ligados a macromoléculas inmóviles; se consigue un efecto de pérdida de señal entre diversos tejidos, muy marcado en el cerebro. Se acopla a la resonancia convencional sin necesidad de nuevo *hardware*.

[ii] Para caracterizar las lesiones se mide la tasa de transferencia de magnetización (que indica el grado en que se destruye la matriz macromolecular de un tejido).

síndromes paraneoplásicos, lesiones aparentemente tumorales en la TAC[13], heredoataxias, degneración combinada subaguda de la médula espinal, mielopatías de origen desconocido[316,515], leucodistrofias, malformación de Arnold-Chiari[324].

LA NEURALGIA ERA ESCLEROSIS

Si una persona joven, sin problemas dentarios, acude con "neuralgia del trigémino" hay que pedir una resonancia magnética porque puede tratarse de una esclerosis múltiple[153].

En conjunto es la tercera causa en orden de frecuencia, después de la compresión por una arteria en el área prepontina y de un tumor que presiona el nervio[397].

EL VÉRTIGO NO ERA DEL OÍDO

Cuando una persona tiene "vértigo" suele achacarlo a problemas con "el oído" o "las cervicales". Las consultas de Otorrinolaringología (y, en menor medida, Traumatología) pueden ser las primeras en atender casos de esclerosis múltiple que empezaron por vértigo agudo y que fueron diagnosticadas de "laberintitis" aguda.

Y en realidad era una afectación de la vía laberíntica, una neuronitis vestibular, sólo que por desmielinización de las fibras nerviosas implicadas[213,367]. El paciente mejora en las semanas siguientes (espontáneamente o ayudado por los sedantes vestibulares que se le prescriben) y pasa desapercibido el comienzo de una esclerosis múltiple.

LA PARÁLISIS QUE LLEGÓ DEL TRÓPICO

Las alteraciones inmunológicas de la esclerosis múltiple se parecen a las de ciertas infecciones por retrovirus[i]. La parálisis espástica tropical está producida por el HTLV-1[ii] en ciertas regiones del Caribe, de Centro y Sudamérica, India y África[185,235,353,442,443]. Las mujeres se afectan más, con parálisis y problemas de esfínteres, a veces con trastornos sensitivos en las piernas. Es una inflamación desmielinizante crónica de la médula[353] y la respuesta inmunológica celular está alterada[235]. En áreas endémicas, la parálisis espástica tropical llega a afectar a uno de cada mil habitantes[iii]. Hasta en la prevalencia se parece: ¿estamos ante la *esclerosis múltiple tropical*?

En Japón se ve una mielopatía parecida producida por el HTLV-I. Algunos mantienen que esclerosis múltiple, parálisis espástica tropical y mielopatía por HTLV son diversas manifestaciones de una misma enfermedad cuya causa es el retrovirus[262,442].

ESCLEROSIS MÚLTIPLE Y SIDA

Viene a consulta un joven con síntomas de afectación "diseminada" del sistema nervioso, la resonancia muestra lesiones hiperintensas de "característica" distribución periventricular y lo habitual es diagnosticar esclerosis: no nos había dicho o no sabía que era portador del virus del SIDA y lo que estamos viendo es una leucoencefalopatía secundaria[523,524]. El 10 % de los pacientes con SIDA presentan una

---

[i] Los retrovirus infectan vertebrados y tienen algunos elementos comunes con su genoma; producen enfermedades neurológicas con interacciones complejas entre el antígeno viral, los péptidos neurotóxicos que produce el virus y los activos genes celulares que inducen[192].

[ii] HTLV-1 es el virus humano de los linfocitos-T, un retrovirus asociado a ciertas enfermedades neurológicas crónicas. También hay otra variedad que produce un linfoma/leucemia de células T.

[iii] Son muchos los infectados por el virus, 1-2 % del total de la población[185], pero de ellos sólo el 0.25 % presentarán parálisis espástica. La frecuencia depende de que se hayan contagiado por la leche materna, por vía sexual o por transfusiones[193].

encefalopatía y la resonancia magnética muestra lesiones desmielinizantes similares a la esclerosis múltiple que pueden dar errores diagnósticos.

F9

9. ¿Cómo evoluciona la enfermedad?

No sabemos cómo evolucionará cada caso. Antiguamente, al decir esclerosis múltiple se pensaba en silla de ruedas porque sólo se diagnosticaban los casos muy graves. Hay personas con esclerosis múltiple que nunca se enteran de que la tuvieron, mueren de viejos y se descubre en la autopsia.

El primer brote suele curar sin secuelas. Algunos pacientes sólo tienen dos brotes en toda su vida y se recuperan bien. En los que tienen brotes frecuentes unos que mejoran mucho y otros van acumulando secuelas hasta quedar incapacitados. Hay formas crónicas, sin brotes, en las que van empeorando de modo lento y progresivo[490].

CRONOLOGÍA[i] DE LA ESCLEROSIS

Nace una persona con cierta carga genética que hace que su "temperamento" inmunitario sea especial. Si antes de los quince años entra en contacto con el factor externo nocivo (un virus, cierto alimento o tóxico, determinado clima, etc.)[ii] termina de trastornarse su

---

[i] Cronología es el estudio de sucesos a través del tiempo. Viene del griego, *cronos* que significa tiempo y que también simboliza a Cronos (Saturno para los romanos), dios del tiempo. Entre otras cosas, Cronos castró a su padre (Urano) y devoraba a sus hijos (el famoso cuadro de Goya).

[ii] Si llega a la adolescencia sin haber tenido contacto con ese factor externo, no pasa nada aunque estuviera predispuesto genéticamente.

sistema inmunitario y ya no reconoce su propia mielina (o ciertos componentes de ella).

Las células inmunitarias (linfocitos T, macrófagos) se trasladan por la sangre hasta el cerebro, cerebelo y médula espinal. En algunos puntos, se rompe la barrera hemato-encefálica y las células destruyen la mielina que rodea a los axones. Es la placa aguda, de color marfil o crema. Después de unos días, empieza la recuperación, la lesión se va remielinizando en mayor o menor grado y los síntomas mejoran.

Cierto tiempo después (pueden pasar días, semanas, meses o años), se reproduce el proceso, con nuevas lesiones (recaída o brote). No sabemos si ocurre espontáneamente o porque el individuo entra en contacto con un factor externo (igual o distinto del primero). Generalmente, la barrera se rompe en los mismos sitios, pero añadiendo nuevas placas agudas. Al final, se ven diseminadas por el cerebro y la médula placas en distintos estados evolutivos: unas son agudas, las hay crónicas y otras que han sufrido varios procesos de empeoramiento y recuperación (la "placa quemada crónica"). En éstas, las sucesivas desmielinizaciones y remielinizaciones han producido ya un daño irreversible a los axones[i].

MECANISMOS MÚLTIPLES, MÚLTIPLES EVOLUCIONES

Como son múltiples los mecanismos (hereditarios, ambientales) se producen evoluciones múltiples. Algunos presentan un episodio aislado y mínimo, que no deja secuelas y nunca repite: se olvidará, y morirá viejo sin saber jamás que tuvo esclerosis múltiple. Otros casos, poco frecuentes, empiezan ya con cuadro florido, empeoran rápido y pronto están incapacitados. En medio, toda la gama, todo es posible.

---

[i] La mielina es necesaria para la buena conservación de los axones. Si se daña mucho, los axones terminan por sufrir daños irreversibles.

Lo más frecuente es que la enfermedad tenga exacerbaciones y remisiones. Aparece un "brote" de síntomas de modo rápido (en horas o días), se prolongan durante 6-8 semanas, y luego van disminuyendo gradualmente, aunque no siempre del todo.

CUATRO TIPOS DE EVOLUCIÓN

Muchos formas de evolucionar, que en la práctica se reducen a cuatro:

1) En la forma benigna (10 %) hay recaídas leves, intermitentes, con recuperaciones casi completas.
2) La forma remitente-recidivante es la más común (40 % de los casos), con episodios de trastornos neurológicos agudos o subagudos, a los que siguen periodos de mejoría y estabilización.
3) La forma secundaria crónica progresiva comienza como la anterior (remitente-recidivante) pero luego empeora paulatinamente, sin fases claras de remisión, y se va produciendo una lenta acumulación de signos y síntomas neurológicos.
4) La forma progresiva primaria: desde el principio la enfermedad tiene una evolución crónica[i], no se ven recaídas ni remisiones, sino que los síntomas van empeorando lenta e inexorablemente[144].

EMPIEZA A LOS 27 AÑOS

La esclerosis múltiple suele comenzar entre los 20 y 35 años[275] (media de 27 años[i]. Hay algunas diferencias entre hombres y mujeres, entre

---

[i] En la resonancia, las formas progresivas tienen más lesiones infratentoriales y mayor tendencia a confluir[261]. Las progresivas desde el principio muestran menos lesiones inflamatorias (3 por año) que las formas secundariamente progresivas (18 lesiones anuales, usando gadolinio). Sin embargo, una vez que se hacen progresivas, sean primarias o secundarias, el deterioro clínico es similar.

blancos y negros, entre razas y entre latitudes. La enfermedad comienza más tarde en hombres y en los lugares en que es menos frecuente. Es como si, allí, la causa que desencadena esclerosis múltiple además de menos frecuente fuese menos eficiente[275].

ETAPA REVERSIBLE

Al principio los síntomas suelen ser reversibles (ver Cap. 2). En realidad en la esclerosis múltiple hay remielinización aunque habitualmente incompleta y su cuantía cada vez menor. En los primeros años de la enfermedad es cuando cabe esperar que las lesiones, y por tanto los síntomas, remitan después de la fase aguda[341].

UN BROTE CADA AÑO Y MEDIO

Los brotes son impredecibles, pero las estadísticas dicen que ocurre un brote cada año y medio[441]. En muchos brotes empeoran durante cierto tiempo los síntomas antiguos y no llegan a aparecer otros nuevos. Los adultos jóvenes tienen más brotes, uno o dos al año, y cada brote dura entre 4 y 12 semanas.

¿POR QUÉ APARECE UN BROTE?

El misterio de los brotes se da en todas las enfermedades autoinmunes. En el vitíligo y en la psoriasis hay problemas de inmunidad y como dan lesiones en la piel sería fácil relacionar el brote con algún factor. Pues no hay forma.

---

[i] En más del 80 % de los casos los primeros síntomas aparecen entre los 20 y 50 años; un 7 % antes, y un 12 % después[400]. En España el comienzo ronda los 29 años[16,233].

En la esclerosis múltiple es más complicado achacar las recaídas a algo, y algunos no encuentran nada sospechoso[170]. Otros sí. Lo más relacionado con aparición de brotes son las infecciones respiratorias: es frecuente que una o dos semanas antes el paciente se haya "resfriado o constipado[i]". Esto parece lógico pues activan el sistema inmune.

Con ese razonamiento, ocurriría lo mismo con algunas vacunas. Hasta ahora nadie dice que no se puede vacunar a los pacientes de esclerosis porque no se ha visto ninguna relación clara tras campañas de vacunación[ii]. Pero la lógica, aliñada de intuición, recomienda vacunarles lo menos posible.

DEL BROTE A LA PROGRESIÓN CRÓNICA

Son las llamadas formas progresivas secundarias. El paciente está acostumbrado a tener empeoramientos a temporadas, en brotes. Hasta que, conforme pasa el tiempo, los brotes se van acercando, tanto que resulta difícil diferenciar los empeoramientos y las remisiones. Al final los síntomas van aumentando de modo progresivo, se extiende "como mancha de aceite", sin intervalos libres.

EL AÑO DEL PROGRESO

¿En qué año un enfermo que tenía brotes se convierte en un paciente de curso progresivo? Este dato es muy valioso pues indica el inicio de

---

[i] Un español con catarro nasal dice que se ha *constipado*; un inglés se queja de *constipación* cuando está estreñido. Dos significados para la misma raiz latina: **constipar** significa "cerrar u obstruir" los conductos fisiológicos (sean las narices o la tripa)[96].

[ii] Una cosa es que no se observen síntomas y otra cuestión que no se reactive la enfermedad. Será esclarecedor un estudio ya en marcha: a los vacunados se les hace resonancia buscando placas que no dieron síntomas.

una forma secundariamente progresiva y, a partir de ahí, el pronóstico cambia.

Este "año del progreso" tiene peor pronóstico mientras más tarde en aparecer. También es negativo que se hayan acumulado muchos brotes en los meses previos, y el cambio de evolución es peor en las mujeres[344]. Cuando una forma en brotes se convierte en progresiva suele hacerlo en los cinco primeros años[47].

ESCLEROSIS BENIGNA Y "SUPERBENIGNA"

A veces la esclerosis múltiple tiene una evolución benigna: algunos pacientes nunca fueron al médico, o éste presentan un episodio aislado y mínimo, que no deja secuelas y nunca repite.

Hay un 10-15 % de pacientes que, después de veinte o treinta años, sólo tienen moderadas limitaciones motoras o de otro tipo[120]. Incluso hay casos con afectación mínima que pudieran clasificarse de "superbenignos" o "hiperbenignos"[29].

TIENEN ESCLEROSIS Y NUNCA SE ENTERAN

Cuando se hace autopsia a personas que mueren por diversas causas se descubre que tenían esclerosis múltiple, y nunca habían presentado síntomas. Son formas silentes, que pasan desapercibidas toda la vida (aunque mueran viejos) y hacen pensar que la incidencia real de la enfermedad sea superior a lo que se cree[208]. Según algunos[497], mucho más frecuente: en cien autopsias, uno o dos cerebros tienen placas de esclerosis múltiple que no habían dado síntomas.

Estamos pues ante un fenómeno adverso frecuente, por lo general benigno, que inicia las lesiones de esclerosis y que sólo en algunos pacientes evoluciona mal[172].

MARBURG ES UN TIPO PELIGROSO

El reverso de la medalla. Hay un tipo peligroso de esclerosis múltiple que tiene una evolución aguda y grave que describió en 1906 Marburg[315] y, afortunadamente, es rara. Además de extensas e intensas placas en el sistema nervioso central aparece una desmielinización primaria inflamatoria de los nervios periféricos[253].

HAY VARIAS ESCLEROSIS MÚLTIPLES

No hay una sino varias esclerosis múltiple, o al menos la enfermedad tiene variantes muy diferenciadas[508]. La base genética de peculiaridad inmune, posiblemente sea distinta de paciente a otro. También son varios los factores que desencadenan la autoinmunidad (virus, dietas u otros). Y diferentes serán las respuestas del sistema inmune: activación de T-linfocitos o de macrófagos, reacciones humorales, etc.

Al final, las lesiones de un paciente concreto se parecen algo, pero son muy diferentes de las de otros enfermos[i]: en unos hay más desmielinización, en otros se pierden oligodendrocitos, o se afectan más los axones, etc. El resultado es que hay diferentes esclerosis múltiples, diferentes pacientes o subgrupos de la enfermedad con diferente patogénesis[ii].

---

[i] Las lesiones tienen heterogeneidad grande interindividual (o sea son muy diferentes de un paciente a otro) y baja intraindividual (se parecen bastante dentro del mismo individuo).

[ii] Hay cuatros subgrupos[508] según las lesiones que predominan: 1) desmielinización primaria con poco daño a oligodendrocitos; 2) desmielinización con gran pérdida de oligodendrocitos; 3) daño primario a oligodendrocitos y desmielinización secundaria; y 4) intensa activación de macrófagos que

ENFERMOS CEREBRALES, MEDULARES Y MIXTOS

Hay pacientes con más placas en el cerebro y otros en que se lesiona fundamentalmente la médula. En los enfermos "medulares" la minusvalía física es mayor mientras que en los "cerebrales" es más evidente el deterioro mental. Resultaba lógico, pero se ha demostrado en un estudio controlado, comparando exploración clínica, test neuropsicológicos y resonancia[553].

Con el paso del tiempo se suman síntomas variados, cerebrales, medulares, y de otra índole, formando en ocasiones un apretado *collage*[i] o mezcla de secuelas.

LA INCAPACIDAD TIENE DIEZ ESCALONES

Cada brote, cada peldaño va acumulando incapacidad. Para medirla hay varias escalas, pero la más empleada es la de Kurtzke que valora la incapacidad de 0 a 10 . No es lo mismo una incapacidad media en un paciente con muchos años de enfermedad que en uno que sólo ha sufrido uno o dos brotes. Por eso se usa una variante, el índice o cociente de progresión de incapacidad en que se divide el grado de incapacidad de la escala de Kurtzke por los años de duración de la enfermedad[253].

---

producen una destrucción no selectiva de mielina, oligodendrocitos, axones y astrocitos. Posiblemente representan cuatro formas de esclerosis múltiple.

[i] *Collage* es un galicismo (de *coller* = pegar) que casi todo el mundo usa para designar una mezcla variada o de elementos irregularmente dispuestos. En su origen, el *collage* fue un procedimiento pictórico dadaísta que Max Ernst presentó en la exposición de Colonia de 1919. Consiste en pegar al lienzo un objeto manufacturado (por ejemplo una lámina de un libro) y pintar alrededor algo que precisamente viene sugerido por el elemento añadido.

Simplificando, un tercio de los pacientes llevará una vida aceptable sin grandes problemas, otro tercio va acumulando una serie de defectos que modificarán sus actividades pero no les impedirán una vida normal laboral o familiar. En el tercio menos afortunado la enfermedad progresa y terminan en silla de ruedas o necesitando asistencia especial[441].

EL CUARENTÓN YA NO BROTA

La esclerosis múltiple es una enfermedad progresiva pero lo habitual es que, con el paso de los años, se vayan espaciando los brotes y sean menos intensos, al menos en cuanto a las secuelas que van dejando (lo mismo ocurre con la mielitis transversa o la neuritis óptica aislada.

En ocasiones el peligro pasa. Algunos pacientes que se sintieron sobrecogidos por los síntomas de la enfermedad y lo que de ella leyeron o les contaron no vuelven a tener problemas. Después de unos años, la esclerosis múltiple ha desaparecido de sus vidas. Son cuarentones que han visto pasar los últimos años sin que aparezcan brotes. Tienen una sensación de alivio, de que el peligro ha pasado, como cantó Lucrecio y plagió Lord Byron: *Suave mari magno*[i].

LA MARCA DE LA ESCLEROSIS

Hay personas que llevan la "marca" de la esclerosis y nunca tendrán síntomas. Un individuo genéticamente predispuesto se pone en contacto antes de la adolescencia con algún factor ambiental (una infección por virus, una vacunación) que altera su sistema inmunológico de un modo especial. Adquiere entonces un "rasgo", sello o distintivo que le predispone en el futuro a presentar una

---

[i] **Suave mari magno** tiene el sentido de que *"es agradable para alguien que ha escapado del ancho mar recordar los peligros pasados"*. La cita Lord Byron[65] (plagiando a Lucrecio) en su *Diario de Cefalonia*, a propósito de un largo viaje marítimo entre Lisboa y Estambul.

esclerosis múltiple, si se dan determinados factores favorecedores o faltan los que lo evitan.

Esta "marca" de esclerosis es una situación clínica o subclínica especial, sistémica, es decir, que no se limita al sistema nervioso. Es en un trastorno inmunológico general pero su principal efecto es que la barrera hemato-encefálica se hace más vulnerable a una variedad de agentes que aumentan su permeabilidad[409].

Esta alteración de la barrera se ha confirmado por neuroimagen; en su origen es inespecífica (puede deberse a un virus, vacuna o traumatismo) pero resulta un paso obligado para que aparezca la "marca" de esclerosis. Luego, según otros factores, aparecerán o no los síntomas. En ocasiones, dos gemelos idénticos presentan esta "marca" de esclerosis (una pre-esclerosis múltiple) pero sólo uno desarrolla la enfermedad.

NIÑOS CON ESCLEROSIS

Es raro que la esclerosis múltiple empiece en niños (menores de 15 años). En ellos la resonancia puede mostrar ciertas "alteraciones" de sustancia blanca que no tienen por qué ser la enfermedad. Además de los criterios de Poser hay que descartar otras enfermedades neurometabólicas y neuroinflamatorias que producen desmielinización a estas edades.

Cuando se produce, la esclerosis de los niños tiene un comienzo más agudo (hace pensar en tumores o encefalitis) y hay más componente inflamatorio que en los adultos. Es más frecuente en niñas y suele empezar solamente por un síntoma solamente, generalmente sensitivo o sensorial. Suelen recuperarse pronto pero luego la evolución es lenta y recurrente-recidivante[115], con riesgo de pasar a formas crónico-progresivas, más graves. En los niños que empiezan con neuritis óptica suele descubrirse un factor desencadente externo: una infección o vacunación[i].

ESCLEROSIS MÚLTIPLE DESPUÉS DE LOS 50

De entrada, no os creáis una esclerosis múltiple que empieza después de los 50 años. En caso de que lo fuera, la mayoría de las veces el inicio habrá sido antes pero pasó desapercibido. En el diagnóstico diferencial hay que atender principalmente a las enfermedades vasculares que producen lesiones desmielinizantes (encefalopatía multi-infarto y otras)[22].

DEL NIÑO AL VIEJO

Resumiendo lo que ocurre en casi todos los casos: el niño nace predispuesto pero sin esclerosis; en la pubertad adquiere la enfermedad pero sin síntomas. El adolescente empieza con síntomas que empeoran en el adulto de modo variable. En los viejos se estanca la enfermedad y prácticamente no progresa.

---

[i] De 18 niños con neuritis óptica, 10 tuvieron una infección viral o bacteriana en las dos semanas previas y 6 la presentaron tras vacunarse. De los vacunados, todos menos uno desarrollaron luego esclerosis múltiple. De los casos postinfecciosos otros cinco tuvieron luego esclerosis múltiple[436].

F10.

10. Un neurólogo estratega

Era fin de semana y la muchacha se levantó temprano para estudiar el examen del martes porque esa tarde iría de fiesta. La noche anterior había notado un hormigueo en la cara; ahora lo siente más y, al intentar caminar, parece que va como borracha.

Cinco días después, ni fiesta ni examen. Está en el hospital, no puede mover las piernas y un médico principiante le pregunta con insistencia por la "gripe" de hace dos años, cuando perdió la vista. Como la recuperó en seguida ella no lo consideró importante, pero ahora sí que le preocupa. No sabe lo que tiene, pero debe ser algo grave, que le ha venido de pronto y que va a cambiar su vida. Está asustada, quizá ha oído algo de esclerosis, y teme preguntar porque no sabe exactamente si quiere que le hablen claro.

CUANDO ME LO CONTARON SENTÍ EL FRÍO...

Decirle a alguien que tiene esclerosis múltiple le produce una gran impresión[i]. Este paso requiere tacto y tiempo y aquí empieza la estrategia del neurólogo.

---

[i] *Cuando me lo contaron sentí el frío / de una hoja de acero en las entrañas / me apoyé contra el muro, y un instante / la conciencia perdí de donde estaba...* Los versos podrían describir sentimientos de un paciente al que acaban de dar el diagnóstico que temía. Son de Gustavo Adolfo Bécquer[41], aunque el mal que le anunciaban no era de salud sino de amores.

En principio planteará la situación con sensibilidad y, adaptándose a la psicología de su paciente. Debe ser claro al darle un diagnóstico y al decidir el plan que adoptarán -juntos- para mejorar las cosas.

ESTRATEGIA[i] Y TÁCTICA DEL TRATAMIENTO

En individuos diferentes actúan distintos mecanismos inmuno-patogénicos, así es que no es de extrañar que reaccionen de modo diferente al tratamiento. La medicación que es útil para uno puede resultar ineficaz en otro, y a la inversa[341].

Según el tipo de evolución, el neurólogo diferenciará, como en ajedrez[373], estrategia (el tratamiento a largo plazo de la enfermedad) y táctica: actuaciones concretas ante problemas que surgen en un momento dado (un brote, un embarazo, una intervención quirúrgica).

DESIDERATA[ii]

Lo que sería deseable para los pacientes ya fue establecido en 1970 y se resume en cuatro ideales[59]:
1. la curación completa,
2. poder prevenir los brotes,
3. prevenir que empeore la incapacidad,
4. que los tratamientos empleados sean menos dañinos que la enfermedad.

---

[i] La etimología de **"estrategia"** nos lleva al vocabulario militar (*estrategos* en griego es "general"). Una envenenada pregunta para sorprender a pedantes: **¿Cuál es la etimología de etimología?** El pedante que puede permitirse serlo (no todo el mundo puede ser pedante) aludirá, con condescendiente sonrisa, a que *etimos* significa origen, verdadero.

[ii] *Desiderata*, es un cultismo latino que se utiliza en inglés más que en español: variedad de cosas deseadas, lista de cosas deseadas.

¿ES UN BROTE O NO?

Un brote se produce por una nueva placa de desmielinización o por reactivación de una antigua. Por definición, para calificar de brote un nuevo síntoma debe durar más de un día y estar separado más de un mes del brote anterior.

Un pseudobrote (falso brote) no tienen nada que ver con la actividad de la enfermedad. Lo producen otros problemas que agravan los síntomas neurológicos de las placas que ya existían. Por ejemplo, si tienen fiebre o han estado en ambiente caliente (un baño, temperatura muy alta de la habitación, exposición al sol), los pacientes se sienten peor pero no es un un brote: mejorarán cuando baje la temperatura. Igualmente, la espasticidad de las piernas puede resultarles más molesta cuando coincide una infección urinaria o asocian dolores de otro tipo[496]. Y tampoco es un brote.

¿CUÁNTAS VISITAS AL NEURÓLOGO?

Depende del tipo de esclerosis múltiple. En las formas benignas basta con una visita al año, que además será muy corta. En pacientes con varios brotes anuales o con secuelas acumuladas es lógico que tengan que ir más veces y que el neurólogo emplee más tiempo con ellos. También necesitan más atención los enfermos en protocolos clínicos, los que requieren asistencia psicológica, los que tienen algún tratamiento especial o dispositivos complicados (como la bomba de baclofen).

¿QUÉ ME PASARÁ EN LOS PROXIMOS AÑOS?

Todos los pacientes preguntan eso al neurólogo, unos directamente y otros rodeando. Nadie puede asegurar cómo afectará la esclerosis a una persona concreta en los años siguientes, aunque hay datos que pueden orientar hacia un mejor o peor pronóstico.

El pronóstico general no es tan malo como la gente piensa: 9 de cada 10 pacientes tienen largos intervalos sin síntomas o con muy pocas molestias; 1 de cada 3 están prácticamente sin secuelas años después del primer brote; 3 de cada 4 pacientes se mantienen activos e independientes muchos años después del diagnóstico[290].

EL SEGUNDO BROTE Y LA REGLA DE 5 AÑOS

Son dos oráculos bastante fiables. Mientras mayor sea el intervalo entre el primero y el segundo brote, más benigna será la enfermedad[253]. Hay que tener en cuenta que el paciente puede no haberse dado cuenta del primer brote (quizá años antes) y que cuando va al médico puede estar ya en el segundo

La regla de los cinco años es bastante fiable. La situación en que queda una persona después de cinco años de enfermedad predice la evolución que tendrá en los diez años siguientes: si hubo pocos brotes y pocas secuelas, el curso será benigno; y lo contrario[496].

La incapacidad que el paciente tenga a los 5 años del comienzo es aproximadamente 3/4 partes de la que tendrá 15 años después[253]. O sea, un paciente con cinco años de evolución ya ha empeorado casi todo lo que tenía que empeorar y en los siguientes diez años se afectará menos.

Esto es coherente con la evolución natural de la enfermedad: los brotes tienden a se r más leves y a distanciarse.

¿CUÁNTO ME QUEDA DE VIDA?

El hilo de las Moiras[i] es diez años más corto en los pacientes de esclerosis múltiple, pero esto es un promedio con muchas variantes. Desde que se diagnostica la enfermedad, la esperanza de vida es de 25 a 42 años, y es peor en las formas de inicio cerebeloso[60,399,400,414].

El 80 % de los pacientes siguen vivos 25 años después de ser diagnosticados (ellas más que ellos), y esto es algo menos que la población equivalente[557]. Si actualizamos la estadística hay que subir esos 25 años porque cada vez diagnosticamos antes (viven más después de saberlo). Además, no se muere de la enfermedad en sí sino de las complicaciones secundarias; si las evitamos, los pacientes vivirán más años y mejor.

Hay que prevenir las bronconeumonías por aspiración (cuidado al alimentarse), las úlceras de decubito, las infecciones urinarias (pielonefritis y uremia) y las caídas[311,312]. Y con los adelantos actuales las expectativas de vida mejoran continuamente[60].

MALOS AUGURIOS[ii]

Se trata de estadísticas generales[60,400,437,545] pero, en conjunto los factores que tienen peor pronóstico son:

- Ser varón: la enfermedad es menos frecuente en los hombres pero su evolución es peor.

---

[i] Las **Moiras** (o Parcas) eran tres viejas (*Lákesis, Cloto y Átropos*) dueñas del destino de los humanos. Tejían el hilo de la vida de las personas hasta que decidían que había llegado su hora de morir, y lo cortaban. Era *Átropos* quien lo hacía, y de ella deriva el nombre de atropina o belladona, por alusión a su calidad venenosa[191,434].

[ii] **Augurios** eran los presagios del **augur** (sacerdote romano encargado oficialmente de la adivinación). Tiene la misma raíz que **agüero** (predicción supersticiosa) y que **in-augurar**: porque al consagrar la apertura de un local era costumbre observar los agüeros[70,96].

- Comienzo por vértigo o síntomas cerebelosos, por trastornos psiquiátricos o múltiples síntomas, o por trastornos psiquiátricos.
- Cuando la parálisis o el temblor son importantes, o cuando persisten los problemas urinarios.
- Las formas familiares (algún otro afectado en la familia) o las progresivas desde el comienzo.
- Las formas de inicio tardío: cuando las primeras manifestaciones se producen después de los 40 años, se afecta principalmente la marcha y la enfermedad suele tener un curso progresivo.
- Intervalo corto entre el primer y segundo brote.
- Potenciales evocados visuales alterados en los dos lados.
- Pacientes que responden poco a los corticoides.

BUENOS AUSPICIOS[i]

También son datos estadísticos[252,400,440,545]; se ha comprobado que, en general, van mejor los casos siguientes:

- Las mujeres: aunque se afectan en mayor número que los hombres la enfermedad suele ser menos grave en ellas.
- El comienzo con síntomas sensitivos, neuritis óptica, diplopia (visión doble).
- Recuperación rápida de los síntomas (menos de seis meses).
- Las formas que evolucionan en brotes y las que empiezan en adultos jóvenes (pero no en la infancia).
- Intervalo largo entre los brotes (sobre todo el segundo brote; si tarda más de un año en aparecer es muy buen pronóstico).
- Buena respuesta a los corticoides.

---

[i] Cuando los romanos nombraban un nuevo magistrado era costumbre que unos adivinadores profesionales, los **auspicios**, le revelaran su porvenir mirando a las aves: de *avis-* (ave) y *-specere* (mirar).

- Los nuevos fármacos son los mejores auspicios. Antes no había tratamiento y ahora el neurólogo tiene que decidirse entre varios (los vemos en los capítulos siguientes). De entrada, ¿qué interferón escogemos?

EL INTERFERÓN DE LA DISCORDIA

Discordia era una envidiosa que arrojó una manzana pidiendo a Paris que la entregase a su preferida entre tres diosas[i]. El neurólogo tiene que decidir una situación parecida en la estrategia terapéutica de su paciente. Los nuevos fármacos son todos buenos, pero ¿cuál escogemos para prevenir la progresión de la enfermedad?

- El interferón beta-1b salió antes, tiene más estudios que le avalan, y se da subcutáneo tres veces a la semana.
- El interferón beta-1a es más moderno y por tanto todavía hay menos bibliografía, y se da intramuscular una vez en semana (ahora sale también subcutáneo)
- O esperar al copolímero (ya disponible en algunos centros).

Para ayudar en esta decisión léanse el capítulo 13: Interferón y las nuevas terapias.

---

[i] Las tres diosas ofrecían ventajas: **Hera** (Juno) el poder, **Atenea** (Minerva) la sabiduría y **Afrodita** (Venus) el amor. La elección era difícil y el juicio de Paris determinó una guerra. Póngase el lector en el lugar del príncipe troyano, eligiendo entre el poder, la sabiduría o el amor (y sabiendo que *"escoger es dejar atrás"*).

F11

11. El brote y otras emergencias

La esclerosis múltiple tiene un recorrido largo y "lento". Evoluciona de modo crónico o crónico-recurrente, pero hay situaciones de emergencia, como los brotes agudos que requieren un tratamiento urgente, como los corticoides.

CORTICOIDE VIENE DE CORTEZA

Las glándulas suprarrenales[i] , lo dice su nombre, están encima de los riñones y producen hormonas. En su zona interna (médula suprarrenal) se fabrica adrenalina y en la externa (corteza suprarrenal) los corticoides.

En ocasiones, el cerebro[ii] secreta otra hormona, la ACTH (adreno-córtico-tropa) que estimula las glándulas suprarrenales para que produzcan corticoides. Si queremos que un paciente tenga muchos corticoides hay dos métodos: dárselos sintéticos, o inyectarle ACTH, para que sus suprarrenales fabriquen más corticoides naturales.

ACTH CONTRA LOS BROTES

En 1951 comenzó a usarse ACTH para tratar los brotes o recaídas de esclerosis múltiple[154,174]. En vez de dar corticoides extraños parecía

---

[i] En el embrión las glándulas suprarrenales eran tejido nervioso, una especie de ganglios que luego emigraron y se independizaron. En el adulto, las glándulas ya no tienen conexiones visibles con el sistema nervioso pero responden al estrés produciendo hormonas.

[ii] La zona del cerebro que produce ACTH es el hipotálamo. Allí hay neuronas que liberan la hormona y su actividad es mayor en las personas con esclerosis múltiple[126].

más natural dar ACTH para que el paciente aumente su propia producción de corticoides. Se observaron mejorías significativas y en 1970 un completo estudio[448] despejó las dudas: la ACTH (y, por extensión, los corticoides) mejoraban los brotes agudos, tanto la neuritis óptica como otras formas difusas de la esclerosis múltiple.

ES MÁS FÁCIL USAR CORTICOIDES

La ACTH tiene dos inconvenientes: hay que inyectarla y, sobre todo, no sabemos la dosis exacta que necesitamos, porque depende de la respuesta de la corteza suprarrenal de cada paciente. Los corticoides son más cómodos de usar y su eficacia en los brotes es igual o superior[392].

Los inyectables permiten alcanzar dosis altas con seguridad; también los hay en comprimidos, muy útiles para que el paciente siga el tratamiento en su casa.

LO QUE HAS DE HACER, HAZLO PRONTO[i]

Lo importante de la corticoterapia es hacerla pronto. Su eficacia es mayor si se aplican precozmente, antes o durante la fase inflamatoria de la enfermedad. Entre otras acciones, los corticoides disminuyen la inflamación del tejido nervioso y, además, frenan el sistema inmune que está alterado[ii].

---

[i] Se lo dijo Jesús a Judas la última vez que cenaron juntos: *Lo que has de hacer, hazlo pronto* (San Juan, 13,27)[243].

[ii] Los corticoides y la ACTH tienen muchos efectos beneficiosos sobre la respuesta inmune[144]: reducen los linfocitos T, bloquean el interferón g, disminuyen la IgG y la prostaglandina E2, mejoran la barrera hematoencefálica, etc.

LAS DOSIS GIGANTES FUNCIONAN

Kibler[255] tenía conejos con esclerosis múltiple "artificial"[i]; les dió corticoides en proporción a su peso[ii] y seguían igual de enfermos. Subió la dosis: el doble, el triple, diez veces más, veinte veces lo correcto... y mejoraron. Entonces se atrevió con pacientes de esclerosis múltiple en brote agudo: les inyectó 200, 300, 500, hasta 1.000 mg en un dia. Los resultados fueron tan positivos que se han generalizado las megadosis, los denominados "pulsos" de corticoides, un tratamiento considerado seguro y eficaz[219].

Actualmente, en los brotes graves, empleamos grandes dosis de metilprednisolona (500-1000 mg), diluídas en un suero intravenoso que pasa lentamente (una hora). Según la evolución estos "pulsos" se dan durante 3-7 días. Luego la dosis de corticoide se va bajando progresivamente, usando ya comprimidos, durante tres o cuatro semanas. En los enfermos tratados con megadosis mejoran también las funciones cognitivas como se demuestra usando potenciales evocados y estímulos verbales adecuados[146].

DESPUÉS DE LA BATALLA, SIGUE LA GUERRA

Con corticoides el brote duró menos y dejó menos secuelas. Hemos ganado la batalla pero la enfermedad sigue. ¿Qué pasa luego? En los años siguientes, ¿evolucionan mejor los enfermos tratados con corticoides o aquellos a los que no se les puso nada?

---

[i] Los conejos padecían encefalitis alérgica experimental, una especie de esclerosis múltiple "artificial", producida al inyectarles mielina (la describimos en el capítulo 2).

[ii] Las dosis habituales de corticoides son 0.25-1 mg por kilo de peso y día (20- 80 mg para un adulto).

Y si los corticoides van bien en los brotes, ¿por qué no darlos con más frecuencia? Son cuestiones difíciles de responder, faltan estudios concluyentes pero aventuramos algunos criterios a continuación.

LA NEURITIS ÓPTICA LLAMA DOS VECES

Si en una neuritis óptica aguda damos corticoides se recupera rápidamente la visión. Es una de las indicaciones más claras de los corticoides. Pero algunos creen que, en los pacientes tratados, hay más riesgo de que repita luego la neuritis[38].

ADICTOS A LOS CORTICOIDES

A la larga, los corticoides producen perjuicios serios: úlcera gástrica, psicosis, septicemia, descalcificación e insuficiencia suprarrenal. Y algo peor, los pacientes que usan corticoides durante mucho tiempo se hacen "adictos": al retirar la medicación aparecen nuevos brotes[256].

UN PULSO CADA DOS MESES

¿Y qué hacemos cuando no hay brotes sino que la esclerosis avanza lenta y paulatinamente? Incluso en estas formas crónicas se abogó por los pulsos de corticoides[549], pero no pueden darse continuamente.

En un estudio reciente están dando cada 1-2 meses, pulsos cortos de corticoides (3-5 días) que se interrumpen bruscamente (no hacen la reducción con comprimidos). La idea parece buena, pero todavía no sabemos los resultados a largo plazo.

PREVENIR EL SEGUNDO BROTE

Lo habitual es diagnosticar esclerosis múltiple en el segundo o tercer brote. Pero imaginemos que el neurólogo anduvo listo y al primer brote sabemos que hay una enfermedad desmielinizante. ¿Nos quedamos esperando? ¿Se puede hacer algo para evitar o retrasar el segundo brote?

Veamos las estadisticas. En neuritis óptica encontramos que, dos años después, desarrollan esclerosis múltiple el 16 % de los pacientes no tratados y el 14 % de los que tomaron comprimidos de corticoides (prednisona o similares). Sin embargo, veremos menos de la mitad de casos (7 %) entre los que trataron su neuritis óptica con megadosis intravenosa de corticoides[38]. La conclusión es obvia: todas las neuritis ópticas deberían tratarse siempre con pulsos de corticoides[i] .

MURIÓ POR TOMAR EL SOL

La mujer tenía 35 años y una esclerosis remitente-recidivante. Se fue a la playa y tomó el sol demasiado tiempo. La temperatura de su cuerpo aumentó y comenzó a sentir una gran fatiga. Aunque le retiraron del sol, la debilidad de sus músculos siguió empeoranndo y llegó a producirle la muerte.

El caso fue real y ha sido publicado[203]. Es raro pero lo contamos para insistir en el riesgo que supone a estos pacientes la exposición prolongada al sol. Una emergencia que puede prevenirse: el neurólogo o el médico general deberían recordarlo a sus pacientes antes de que se vayan de veraneo.

---

[i] Parece que la megadosis intravenosa produce efectos inmunomoduladores que no se ven con las dosis bajas orales[267], por ejemplo mayor eficacia al reducir las células T (CD4+) activas en la desmielinización tanto de la neuritis óptica como de la esclerosis múltiple.

F12

12. Defiéndenos de nuestros defensores

El médico intentará desmantelar las defensas del paciente con esclerosis múltiple. No es extraño, pues hablamos de una enfermedad autoinmune: los que habitualmente nos defienden (linfocitos T, macrófagos, etc.) se equivocaron de enemigo, y en lugar de luchar contra gémenes extraños atacan la mielina de sus propias neuronas. Su inmunidad tiende al masoquismo y hay que frenarla: entonces empleamos inmunosupresores, fármacos capaces de debilitar las defensas naturales del organismo.

Ya vimos que los brotes se tratan con corticoides porque suprimen determinados mecanismos inmunitarios naturales. Aquí describiremos inmunosupresores inespecíficos que, con excesiva frecuencia, dan resultados contradictorios y provocan muchos problemas secundarios.

EL EMBARAZO ES UN INMUNOSUPRESOR NATURAL

El feto es un ser habitualmente querido pero extraño, y si la madre no lo expulsa es porque sus defensas se encuentran de algún modo disminuídas. El embarazo es un estado natural de inmunosupresión, una especie de alo-transplante en que los antígenos paternos se admiten provisionalmente por la madre. De hecho, durante la gestación hay menos brotes de esclerosis; es después, durante el puerperio, cuando empeora la enfermedad (ver capítulo 7).

BENEFICIO Y MALEFICIO DE LA AZATIOPRINA

La azatioprina[i] inhibe todas las defensas del organismo: frena la producción de linfocitos y de anticuerpos. A largo plazo, produce una ligera mejoría (disminuye algo el número de brotes y la incapacidad). Parco beneficio que quizá no compensa sus múltiples inconvenientes: la azatioprina hace bajar los linfocitos en sangre (leucopenia), es tóxica para el hígado y puede producir náuseas, fiebre o problemas en la piel.

Aún se usa como tratamiento prolongado (2-3 años) en casos seleccionados (pacientes jóvenes, formas progresivas secundarias y evolución corta)[39,40,144].

CON CICLOFOSFAMIDA SE CAE EL PELO

Para evitar la sugestión, los ensayos serios son "ciegos" (el paciente no sabe lo que está tomando) o "doble ciego" (ni el paciente ni el médico)[ii]. Esto es imposible hacerlo con la ciclofosfamida porque los que la toman se quedan calvos, vomitan y orinan sangre[517]. Las supuestas ventajas no compensan: mejor no usarla.

A VECES LOS MALES EMPEORAN CON LOS REMEDIOS

Para tratar la esclerosis múltiple se han usado muchos inmunosupresores. Es difícil explicarle a los pacientes que la estadística

---

[i] La azatioprina es un derivado de la mercaptopurina. Actúa como inmunosupresor general, tanto a nivel celular (linfocitos) como humoral (anticuerpos). Mientras mayor sea la dosis (2-3 mg/kg/día), más bajan los leucocitos (unos se asustan cuando hay 3.000 leucocitos/mm3 y otros se arriesgan a bajar a 2.000).

[ii] Los ensayos humanos utilizan el método "doble ciego": se dividen al azar los pacientes en dos grupos: a unos se les da el fámaco que se supone curativo y a otros un placebo (un producto inocuo - azúcar, agua, almidón u otro- del mismo color y forma del medicamento verdadero. Se intenta que ni el enfermo ni el médico se influyan psicológicamente a la hora de decir cuál les mejora y cuál no.

"parece" un poco mejor con estos tratamientos cuando lleven 2-3 años tomándolos. Lo que ellos notan es que al tomar medicación se ponen peor:

- La ciclosporina daña el riñón, el hígado, sube la tensión y aumenta el riesgo de cancer.
- La cladribina es un potente agente antilinfocitos que se usa en leucemias y linfomas; algunos resultados adversos han hecho que se detenga el ensayo en curso[40,519].
- El metotrexate se usa en la artritis reumatoide; puede producir fibrosis o cirrosis hepática y neumonitis.

INMUNOSUPRESORES EN LISTA DE ESPERA

La inmunosupresión usa cada vez fármacos más específicos y menos tóxicos. Los siguientes son nuevos parecen prometedores pero faltan resultados concluyentes.

El FK506: potente inmunosupresor usado en transplante de órganos[40]. La sulfasalazina que se usa en enfermedades intestinales autoinmunes (como la colitis ulcerosa o la enteritis regional de Crohn)[519]. La mitoxantrona: gran actividad antitumoral y menor toxicidad miocárdica que otras moléculas similares[519].

EL CREPÚSCULO DE LA QUIMIOTERAPIA

Durante cierto tiempo se seguirá usando la quimioterapia, pero está en franco retroceso. Las nuevas técnicas de inmunosupresión, más específicas y menos dañinas sustituirán a los fármacos ahora disponibles.

QUITAR ANTICUERPOS CAMBIANDO PLASMA

El plasma es el líquido de la sangre que contiene, entre otras cosas, anticuerpos. Como se supone que los enfermos de esclerosis tienen anticuerpos contra su propia mielina, parece lógico quitarles su plasma y cambiárselo por otro artificial (sin anticuerpos).

Este procedimiento se llama plasmaféresis y se utiliza también en otras enfermedades "autoinmunes" como la miastenia, en la que se sabe que el paciente tiene anticuerpos contra los receptores de sus fibras musculares. Sin embargo, en la esclerosis múltiple no se ha identificado ningún autoanticuerpo concreto y los resultados de la plasmaféresis no han sido claros.

Es una técnica engorrosa, costosa y tiene ciertos riesgos (infección, fallo de algún órgano)[211]. Ahora casi nadie lo usa.

LIMPIAR LA SANGRE DE LINFOCITOS MALOS

El razonamiento es el mismo: si los linfocitos atacan a la mielina los cambiamos. El procedimiento se llama linfocitéresis, consiste en extraer una gran cantidad de los linfocitos del paciente, es todavía más costoso y engorroso que la plasmaféresis y el resultado igual de dudoso.

RADIAR LINFOCITOS MALOS PARA MATARLOS

La misma idea, eliminar los linfocitos del paciente que se suponen perjudiciales, esta vez con radiaciones. Se hace una irradiación total de las zonas linfoides y parecen beneficiar algo las formas progresivas crónicas[90]. Otros resultados son dudosos y los efectos secundarios son bastante serios.

GLOBULINAS AJENAS CONTRA ANTICUERPOS PROPIOS

Los sujetos normales tambien tienen cierta tendencia a desarrollar autoanticuerpos, pero se libran de ellos atacándolos con unas sustancias que se llaman anti-idiotipos y que circulan en la sangre dentro del gran grupo de inmunoglobulinas.

Si obtenemos inmunoglobulinas inespecíficas mezclando el plasma de miles de sujetos sanos habrá multitud de anti-idiotipos; si las transfundimos a pacientes con esclerosis múltiple (o con otras enfermedades autoinmunes) se supone que frenarán la acción de los autoanticuerpos antimielina. Eso es lo que está en estudio, y los primeros resultados han sido prometedores[2,40,109,132,133,499].

ANTICUERPOS MONOCLONALES COMO MISILES

Esta forma de inmunosupresión selectiva se basa en un principio ideal: desarrollar artificialmente anticuerpos que destruyan selectivamente los componentes del sistema inmune que molesten (sean células, sustancias o elementos menores). Es un misil teledirigido.

F13

13. Interferón y las nuevas terapias

La evolución a largo plazo de la esclerosis se intenta mejorar hace años con inmunosupresores poco específicos. Ahora tenemos los "inmunomoduladores", nuevos tratamientos para modificar el sistema inmune de modo más selectivo.

Los interferones y los copolímeros son los inmunomoduladores más conocidos. También citaremos otras vías de investigación terapéutica, con resultados que parecen optimistas.

INTERFERIR NUEVAS INFECCIONES

Si un virus invade una célula, algo ocurre que impide que la infecten otros. Es como cuando Roma invadió Grecia: la sometida Atenas ya no temía a los persas, sus enemigos ancestrales. La "romanización" era una nueva situación, desagradable para los griegos, pero que interfería con otros intentos invasores.

Algo parecido (simplificando) vemos en la célula invadida por un virus: produce una sustancia que "interfiere" con otros virus y le protege de nuevas infecciones: el interferón.

INTERFERONES BUENOS Y MALOS

Los interferones son proteínas especiales (glicoproteinas) que producen las células del organismo[i] después de que las infecta un virus. Hay más de 20 variedades: interferón alfa, beta, gamma y otros.

---

[i] Casi todas las células del organismo pueden producir interferones, principalmente los leucocitos (especializados en interferón alfa) y los fibroblastos (interferón beta).

En teoría, todos son buenos para una persona normal, porque van a defenderla de otros virus. Pero en la esclerosis múltiple y otras enfermedades autoinmunes algunos resultan dañinos, como el interferón tipo II (gamma) que aumenta el número de brotes[i] .

Los interferones tipo I (alfa, beta, omega y tau) son los más importantes para resistir a otros virus. Se comprobó que mejoraban a los ratones con encefalitis alérgica experimental (el modelo animal de esclerosis múltiple[58] y desde entonces empezaron a darse a pacientes: son los interferones "buenos" o útiles[454] .

INTERFERONES ARTIFICIALES (recombinantes)

Cuesta mucho tiempo y mucho dinero obtener interferones naturales en laboratorio. La solución vino en los años 80, cuando se popularizó la tecnología recombinante de ADN y resultó relativamente fácil clonar genes de interferón y de sus productos[398] .

Ha sido una revolución pues podemos obtener variedades "artificiales" de interferón, y se pueden aplicar a otras enfermedades inmunes o virales.

EL POLIVALENTE INTERFERÓN ALFA

El interferón alfa sirve tanto para un resfriado[111,206] como para algunas encefalitis[558]. Mejora algunas hepatitis (no A, no B) pero puede perjudicar a otras (hepatitis autoinmune)[388].

---

[i] El interferón tipo II (gamma) está producido por los linfocitos y las células "asesinas naturales: aumenta el número de brotes porque amplifica las respuestas inmunes sin frenar la actividad supresora[52,374,387].

INTERFERÓN BETA-1b

Es un interferón recombinante (artificial) obtenido de una bacteria (Escherichia coli). Se diferencia del natural en dos aminoácidos y en que no es glicosilado.

Ha sido el primero disponible comercialmente (Betaserón) y se usa cada dos días en inyecciones subcutáneas lo que permite que cualquier paciente entrenado lo autoadministre.

El estudio piloto[228,229] demuestra, sin lugar a dudas, que el interferón beta-1b reduce el número e intensidad de brotes en la esclerosis múltiple recurrente[i] : en los tratados con dosis altas los brotes se redujeron en un tercio.

Pero los resultados más espectaculares fueron en la resonancia magnética: después de dos años, las exploraciones con datos de actividad bajaron a la mitad, y el número total de placas activas se redujo nada menos que un 83 % [393]. El interferón beta-1b también mejora las funciones cognitivas[404,405].

MENOS BROTES Y MENOS GRAVES

En los pacientes tratados hay menos brotes y son menos intensos. Parece que también mejora la incapacidad final, pero en grado escasamente significativo si se usan las escalas clásicas (la EDSS). La razón podría estar[392] en que, a largo plazo, el déficit clínico y la incapacidad no depende de los procesos inflamatorios primarios sino de factores secundarios o independientes: la pérdida de axones y la gliosis, que serían los responsables de los síntomas.

---

[i] De 372 pacientes con esclerosis múltiple recurrente se hicieron tres grupos según se les inyectara subcutáneamente placebo, interferón beta a baja dosis (1.6 MIU) y a alta dosis (8 MIU) : a los dos años, el promedio de brotes fue, respectivamente, 1.27, 1.17 y 0.83.

EL TESTIMONIO DE LA IMAGEN

La resonancia es el mejor testigo de cómo va la enfermedad, y en el importante ensayo realizado su testimonio[393,230] es inequívoco y triple:

1) Los pacientes sin tratamiento tenían el doble de lesiones nuevas que los tratados.
2) En los tratados disminuye el grosor de las alteraciones periventriculares (que se supone determinan la progresión de la enfermedad).
3) El beta-interferón seguía siendo eficaz a los cinco años.

Lo que nadie duda después de ver las resonancias es que el tratamiento con beta-interferón cambia radicalmente la anatomía patológica de la esclerosis múltiple: hay menos lesiones nuevas y son más pequeñas, sobre todo en las áreas periventriculares que son las que se relacionan con un peor pronóstico.

HERMENÉUTICA[i] DE LA RESONANCIA

En la resonancia vemos menos lesiones y más pequeñas. Lo lógico es pensar que las cosas están mejor que antes. Pero ¿ha mejorado la enfermedad? ¿o sólo está detenida? ¿no empeorará al dejar el tratamiento? ¿por qué si se ven menos lesiones la incapacidad del paciente no mejora tanto? ¿qué pasará cuando dejemos de darle interferón? ¿qué pasará dentro de diez años o de veinte años con los pacientes que ahora parece han mejorado?

---

[i] La hermenéutica consiste en interpretar las claves o significados ocultos de algo. En este caso intentando relacionar las imágenes de la resonancia con su significado.

Éstas y otras cuestiones planteadas[328] se resolverán en próximos ensayos clínicos. De momento no podemos responder y mantenemos nuestra cautela y la mente abierta al interpretar "lo aparente".

TESTIGO DE CARGO

Después de cinco años controlando a los pacientes tratados no se encontraron complicaciones graves. Pero no todo está a favor en el beta-interferón. Puede dar algunos problemas menores: una especie de "síndrome de resfriado", reacción en el sitio del pinchazo, alteraciones analíticas y empeoramiento de la depresión (con la dudosa cuestión del suicidio). Además, a la larga se pueden formar de anticuerpos neutralizantes.

LOS NOVATOS "SE RESFRÍAN"

Cuando empiezan a usar interferón la mitad de pacientes (el 52 %) parece que han cogido un "resfriado": moquean, sus ojos se enrojecen y algunos tienen fiebre, dolores musculares o calambres. Es la novatada. Luego se acostumbran y a los dos meses sólo uno de cada diez sigue "resfriado", y además poco.

Las molestias se mitigan si subimos más despacio las dosis de interferón-beta, o si asociamos ibuprofeno[392] o pentoxifilina[545].

LA ZONA DEL PINCHAZO Y LOS ANÁLISIS

La zona de inyección puede aparecer enrojecida o indurada, a veces incluso con una necrosis local. En los análisis bajan los leucocitos o suben un poco las enzimas hepáticas. En tres o cuatro meses los valores se normalizan espontáneamente y los pacientes no llegan a notar nada.

DEPRESIÓN Y SUICIDIO

Algunos pacientes tratados con interferón beta-1b han hecho una depresión grave, en ocasiones con intento de suicidio. Hay que estar muy atento a esta posibilidad, aunque la depresión pueda ser previa, por tener una enfermedad crónica; la tolerancia mejora asociando fármacos antidepresivos[348].

Parece que los que tienen más síntomas tipo "resfriado" se deprimen más[230]. Con el interferon beta-1a no se ha encontrado que aumente la depresión[234,364].

NEUTRALIZAR AL ALIADO

El interferón que inyectamos a un paciente es su aliado pero su sistema inmune no lo sabe. Lo ve como algo extraño (en realidad es una proteína extraña) y, con el paso del tiempo, tiende a destruirlo produciendo anticuerpos para neutralizarlo[i].

El 35 % de los pacientes tratados con dosis altas de interferón beta producen anticuerpos neutralizantes contra el fármaco[231], casi siempre en el primer año y medio de tratamiento. En ellos, el fármaco va perdiendo eficacia[ii] y los resultados son lógicamente peores, casi como los del grupo placebo. Por el contrario, los pacientes que no desarrollan anticuerpos neutralizantes evolucionan mucho mejor.

---

[i] Este fenómeno se observa también en diabéticos que se inyectan insulina: se producen anticuerpos neutralizantes que van quitando su eficacia inicial al tratamiento (sobre todo antes, cuando se usaba insulina de cerdo o vaca).

[ii] Los pacientes con enfermedad más activa producen más anticuerpos neutralizantes y esto podría predecirse por las tasas de secreción basal de inmunoglobulina G[377].

EL EFÍMERO CONSENSO

Una cosa son los ensayos clínicos y otra lo que se hace en la práctica. Ha habido una reunión de expertos para discutir y sacar conclusiones sobre cómo debe emplearse el beta-interferón en la consulta diaria[305]. Se dieron pautas de cómo dar el fármaco y a qué tipo de pacientes. En algunos países se siguen a rajatabla por el coste del tratamiento.

Pero conforme se incorporan nuevos resultados de ensayos en curso hay que ir cambiando los criterios, casi siempre ampliándolos. Por ejemplo, antes no podíamos dar beta-interferon en las formas progresivas y vean lo que pasó en el siguiente apartado.

ERA INMORAL CONTINUAR CON EL ENSAYO

Ya sabíamos que el beta-interferón servía en las formas recidivantes pero no se había aprobado su uso en formas progresivas porque nadie había demostrado que aquí sirvieran. Hasta que se empezó a ensayarlo en pacientes con esclerosis progresiva que se dividieron en dos grupos al azar: a unos se les inyectaba beta-interferón y a otros un líquido inocuo, un placebo.

Conforme avanzaba el estudio los tratados mejoraban mucho, tanto que en realidad se estaba perjudicando a los que no se daba el fármaco. Era inmoral continuar con el ensayo que impedía a los del grupo placebo beneficiarse del beta-interferón. Se les dio a todos, y se acabaron los experimentos.

El beta-interferón no sólo sirve en la esclerosis múltiple recidivante, también en la progresiva.

INTERFERÓN BETA-1a

Es un interferón recombinante (artificial) que, en lugar de bacterias, se obtiene manipulando genéticamente células de mamíferos (del ovario de hamster). Es glicosilado e idéntico al interferón humano. Su comercialización (Avonex) es más reciente y, por ese motivo, hay menos estudios disponibles sobre sus posibilidades. Tiene la ventaja de que se usa con una sola inyección semanal, pero debe ser intramuscular, lo que suele requerir la ayuda de otra persona.

Es el primer medicamento que ha reducido, de forma moderada aunque estadísticamente significativa, la progresión de la enfermedad en algunos pacientes con esclerosis múltiple remitente recidivante. La reducción de recidivas anuales también es significativa y muy similar a la observada con interferón beta-1b[234].

Algunos consideran una ventaja que sólo hay que darlo una vez en semana, aunque en inyección intramuscular. Los efectos adversos son parecidos al anterior, con cuadro pseudogripal y alteraciones locales en el sitio de la inyección (aunque en este caso no se ha observado necrosis).

NO AUMENTA LA DEPRESIÓN

A diferencia del anterior, con el interferón beta 1-a no se ha observado que aumente la depresión o los intentos de suicidio. Y se ha publicado una mejoría de las funciones cognitivas. También es menor la producción de anticuerpos neutralizantes[339].

LAS COMPARACIONES SON DESEABLES

Pronto habrá más, pero de momento, hay dos interferones beta: 1b (Betaserón) y 1ª (Avonex). Los estudios hasta ahora disponibles muestran pequeñas diferencias de eficacia y complicaciones pero no son comparables porque el diseño es distinto. La mayoría de ensayos con interferón beta-1b se hacen con pacientes más incapacitados y los del interferón beta-1a usan dosis más bajas. En líneas generales, del interferón beta-1b se han usado dosis más altas por lo que tanto la eficacia como los efectos secundarios parecen ser mayores.

Las comparaciones no sólo no son odiosas sino deseables: esperamos ensayos en que las metodologías sean similares y sepamos cuál de los interferones beta es mejor. De momento, la elección es difícil.

UN CAMBIO REVOLUCIONARIO

El uso de los dos interferon beta ha supuesto un cambio revolucionario en nuestro enfoque de la esclerosis múltiple. Tanto a nivel clínico como a nivel anatomopatológico el giro ha sido radical.

Ya nada será igual en la esclerosis múltiple. Desde que se descubrió el uso del interferón todo ha cambiado para los pacientes. El futuro es esperanzador. Con los conocimientos actuales, todos los pacientes con esclerosis deberían ser tratados con interferón beta.

INTERFERÓN GAMMA: EL MALO DE LA PELÍCULA

Todos producimos de modo natural interferón gamma y en un principio se llegó a emplear como tratamiento para la esclerosis múltiple. Pero los pacientes empeoraban[i] en lugar de mejorar y hubo que abandonarlo[387].

---

[i] El gamma-interferón lo producen los linfocitos T en respuesta a ciertos antígenos, parece involucrado en la reacción inflamatorio, activa los macrófagos (que en esos pacientes destruyen la mielina), modifica la barrera hematoencefálica y, además, se ha demostrado que empeora el modelo experimental de esclerosis (la neuritis alérgica experimental).

De hecho, los buenos resultados del interferón beta en parte se deben a que bloquea algunas acciones del interferón gamma. En la esclerosis múltiple, una estrategia de tratamiento se orienta a conseguir nuevos fármacos capaces de bloquear el más que sospechoso interferón gamma.

COMER MIELINA PARA ACOSTUMBRARSE

Los pacientes de esclerosis no toleran su propia mielina. Para intentar "acostumbrarlos" y no se hagan tan sensibles se les hace comer cierta cantidad de mielina. Es una idea similar a las "vacunas" antialérgicas: se dan dosis progresivas de polen o de polvo doméstico para que las personas que son alérgicas dejen de serlo. Un poco de veneno puede mejorar según el principio homeopático.

En los animales funciona: si se les da mielina por boca se produce una tolerancia que evita la encefalitis alérgica experimental. Los ensayos humanos se han hecho con mielina oral completa[217], o sólo con una parte de ella, la llamada proteína básica de mielina, que se inyecta.

EL COPOLÍMERO ES UN SIMULADOR DE MIELINA

Seguimos con la misma idea, dar un poco de antígeno para "desensibilizar", para provocar tolerancia, pero ahora de un modo más selectivo.

El copolímero-I (glatiramer) es una mezcla de polipéptidos sintéticos que se parecen a la proteína básica de mielina. Contienen cuatro aminoácidos naturales (glicina, alanina, lisina y tirosina) iguales que los de la mielina[167] y compiten con ella cuando llegan los autoanticuerpos. Esto aumenta los linfocitos supresores, y se frena la respuesta inmune a la proteína básica de mielina, aunque el mecanismo de acción concreto no se conoce bien[171].

DOS POR EL PRECIO DE DOS

El copolímero I y el interferón beta tienen efectos aditivos y a veces sinérgicos para suprimir las alteraciones que produce in vitro la proteína básica de mielina. Los dos medicamentos son caros pero pueden funcionar juntos: ya hay propuestas para mezclarlos en el mismo paciente.

LINOMIDA Y LOS LINFOCITOS "ASESINOS"

Todos tenemos linfocitos "asesinos", unos defensores naturales muy agresivos que disminuyen en personas con problemas autoinmunes.

La linomida (Roquinimex) es una droga que, via oral, estimula la producción de los necesarios linfocitos "asesinos"[i] y se ha ensayado en la esclerosis múltiple recidivante y en la crónica. Disminuyen las lesiones en la resonancia y mejora la incapacidad. Pero el ensayo se está retrasando porque hay riesgo de complicaciones cardiacas (pleuro-pericarditis)[1,14,250,519].

A LA RECHERCHE DE LA MIELINE PERDUE

A la búsqueda de la mielina perdida, parodiando a Proust[422], se dirigen algunas de las nuevas terapias. ¿Es posible recuperar esa mielina que se había destruído?

---

[i] Aparte de aumentar los linfocitos "asesinos", la linomida tiene otros efectos inmunomoduladores y antivirales, y es capaz de prevenir la encefalitis alérgica experimental.

Se están investigando tres sistemas:
1) factores de crecimiento (factor de crecimiento-I "insulin-like")[298].
2) transplante de oligodendrocitos que formarían nueva mielina, y
3) autoanticuerpos.

FACTORES DE CRECIMIENTO

Los "factores de crecimiento" son sustancias parecidas a las hormonas que favorecen la reparación de la mielina destruída. Esto puede representar una via de tratamiento completamente nueva[82].

En la esclerosis múltiple, los oligodendrocitos regeneran parte de la mielina destruída, pero a un ritmo lento en comparación con la velocidad que se pierde. Se espera que los factores de crecimiento aceleren e intensifiquen la remielinización, lo suficiente para que mejoren los síntomas.

Algunos experimientos en animales han sido positivos como el IGF-1 (insulin-like growth factors one) que promueve la proliferación de células "precursoras" de los oligodendrocitos[i].

TRANSPLANTE DE CÉLULAS GLIALES

Se están ensayando diversas formas de transplante de células derivadas de la glía[114]: células de la línea oligodendrocito, líneas celulares "inmortales", células "tronculares", células de Schwann y transplante xenogénico. Aún falta mucho para obtener resultados prácticos.

---

[i] También se están estudiando otros factores de crecimiento, derivados de las plaquetas (PDGF) y de los fibroblastos (FGF).

AUTOANTICUERPOS

Los auto-anticuerpos se están probando para favorecer la remielinización en dos formas: por un mecanismo directo (los autoanticuerpos estimulan a los oligodendrocitos o a células que les favorecen) o de modo indirecto (los autoanticuerpos inhiben procesos inmunológicos patógenos)[342].

NUEVAS ESCALAS PARA NUEVAS TERAPIAS

Las nuevas terapias (interferones y copolímeros) reducen una tercera parte el número de brotes y las lesiones en resonancia magnética son menos extensas; lo lógico es que reduzcan también la incapacidad, aunque está por demostrar[253]. Es muy atractivo, y se está haciendo, comparar los dos tipos de interferones beta, entre sí y respecto a los copolímeros o inmunosupresores clásicos.

Al paciente y sus familiares les importa relativamente poco que disminuya el número de brotes o las lesiones en la resonancia. Lo que les importa es que su incapacidad aumente o no, y para ello las escalas habitualmente usadas se quedan cortas. En los modernos ensayos se está prestando más atención a parámetros que valoran la calidad de vida del paciente o su estado cognitivo, un factor importantísimo de cara a la actuación sociofamiliar y laboral.

F14

14. Una solución para cada problema

La esclerosis múltiple tiene tratamiento aunque todavía no tenga cura. Además de tratar y prevenir los brotes, podemos mejorar muchos síntomas y aliviar molestias concretas.

Hay problemas cotidianos, aparentemente fútiles (para el médico), pero a los que da mucha importancia el paciente porque afectan a su calidad de vida. Él confía en nosotros para resolverlos.

Algunos remedios los dimos ya, al describir las alteraciones mentales (capítulo 6) o los trastornos sexuales y de esfínteres (capítulo 7).

LA ESPASTICIDAD QUE INMOVILIZA

Cuando se lesiona la vía piramidal los pacientes tienen espasticidad. Aumenta el tono de los músculos por lo que las articulaciones se bloquean en posturas fijas y empeora la movilidad de las extremidades, sobre todo las inferiores.

La espasticidad, aunque sea ligera, entorpece mucho los movimientos y va dañando las articulaciones; es culpable de la mayoría de molestias e incapacidades de estos pacientes. La fisioterapia se orienta a ejercitar las articulaciones y procurar que se alineen adecuadamente.

Muchas veces la espasticidad se acompaña de hiperreflexia y clonus (los reflejos tendinosos se exageran y a veces se prolongan). Entonces sí que resulta penoso hacer algo tan simple como levantarse de una silla: las piernas están rígidas y, al intentar incorporarse, el exceso de reflejos contamina el movimiento con oscilaciones involuntarias que incrementan la torpeza. Si entrenamos al paciente para que haga los movimientos en la forma y orden adecuados se pueden conseguir muy buenos resultados[290].

FÁRMACOS CONTRA LA ESPASTICIDAD

Hay una espasticidad fija (la que inmoviliza de modo permanente) y otra episódica (aparece como espasmos dolorosos de vez en cuando). Contra ambas sirve el baclofen[i] (Lioresal), un fármaco de acción central que suele darse por boca; en casos complicados se usa en bomba de perfusión.

El dantroleno actúa periféricamente, inhibiendo la contracción muscular. Es muy útil para los calambres dolorosos, pero disminuye la fuerza y es mejor restringirlo al hospital. La treonina a veces da resultado.

RELAJACIÓN SIN DEBILIDAD

La tizanidina (Sirdalud) disminuye los reflejos medulares y también actúa sobre el cerebro. Debilita menos que el baclofén aunque puede producir "mareo" o sequedad de boca. El tetrazepam, por ser más suave, tiene menos efectos secundarios; dicen que tiene la mejor relación entre beneficio y riesgo[394].

---

[i] El baclofén relaja ciertos mecanismos del sistema nervioso central. Su estructura se parece al GABA (ácido gamma-amino-butírico), un neurotransmisor de neuronas que inhiben reflejos de la médula. Se puede dar con bomba de perfusión intratecal, un método eficaz que permite disminuir días de ingreso[381]; si se da así de modo crónico los varones sufren disminución reversible de erección y eyaculación[106].

La gabapentina[i] es un hallazgo reciente y sorprendente. En realidad es un antiepiléptico, pero usándolo a dosis bajas alivia la espasticidad y prácticamente carece de efectos secundarios[362].

SIN ESPASTICIDAD NO PUEDO CAMINAR

A veces, conseguimos suprimir la espasticidad y el paciente vuelve quejándose de que camina peor. Sus piernas estaban débiles y, precisamente, el aumento del tono muscular le servía para mantenerlas rígidas, lo suficiente para sostenerse sobre ellas. En estos casos no conviene reducir demasiado la espasticidad.

MATAR AL MENSAJERO

El "mensajero" de la espasticidad es el nervio periférico (que está sano). Aunque la lesión esté en cerebro o médula espinal, el nervio lleva la orden de que el músculo se contraiga excesivamente. Sin nervios no puede haber espasticidad, así es que un tratamiento es bloquearlos.

Pongamos un ejemplo. Algunos pacientes tienen una forma de caminar muy molesta, la llamada "marcha en tijeras", con los muslos muy juntos por espasticidad de sus músculos adductores. La contracción excesiva es por lesión de la médula espinal pero utiliza como "mensajero" el nervio obturador. Bloqueando el nervio, con inyecciones de fenol[ii], se suprime completamente la espasticidad y la marcha mejora.

Se puede actuar sobre otras vías nerviosas que transmiten la espasticidad: cortar las raíces medulares (rizotomía dorsal) o estimular

---

[i] La gabapentina es un fármaco curioso que se diseñó como antiepiléptico pero que, a dosis bajas, sirve para tratar muy diversos procesos neurológicos: temblor esencial, enfermedad de Parkinson, espasmos musculares, síndrome de piernas inquietas, neuralgias diversas, etc.

[ii] Hay que repetir inyecciones de fenol cada 3-6 meses; en algunos casos se prefiere seccionar el nervio[218].

la médula espinal (con dispositivos electrónicos). Y nos queda un recurso muy eficaz: relajar directamente el músculo, con inyecciones de toxina botulínica[545].

MIORRELAJANTES Y ANTINFLAMATORIOS

Los miorrelajantes (relajantes musculares) tienen menos capacidad antiespástica y los antinflamatorios ninguna, pero ambos mejoran la sensación de rigidez y otras molestias. El diacepam (Valium) es un buen relajante del músculo pero se necesitan dosis relativamente altas que provocan somnolencia.

LA FATIGA Y LA DEBILIDAD MUSCULAR

La fatiga incapacita mucho las tareas cotidianas. Se recomienda evitar el calor y hacer reposo intermitente: hay que hacer ejercicio pero saber detenerse antes de que llegue el cansancio. Ayudan las duchas frías y mantener un ambiente fresco, si es preciso con aire acondicionado.

A veces el cansacio se alivia con amantadina o pemolina[265]. Contra la fatiga y la debilidad se investiga la 4-aminopidirina[i]: bloquea los canales canales de potasio, prolonga la duración del potencial de acción y puede mejorar la conducción en neuronas desmielinizadas.

CONTRA EL TEMBLOR

El temblor de la esclerosis múltiple suele ser de tipo "cerebeloso", o sea, que predomina al hacer movimientos voluntarios. Se intentará mejorarlo

---

[i] Su mecanismo de acción sería el contrario de los antiepilépticos pues aumenta la capacidad de la neurona para "dispararse", y por eso debe usarse con precaución por el riesgo de convulsiones.

con diversos fármacos: clonacepán, propanolol, isoniazida, acetazolamida o la ya mencionada gabapentina. En casos difíciles puede ser precisa la cirugía estereotáxica, situando un estimulador profundo en el tálamo[551].

NEURALGIAS Y OTROS DOLORES

La neuralgia del trigémino y otras molestias dolorosas se tratan con carbamacepina o gabapentina[222]. Los dolores neurógenos crónicos son más difíciles de tratar. Se pueden combinar analgésicos convencionales o mayores (vía oral o intratecal), antidepresivos tricíclicos (amitriptilina) y estimulación nerviosa transcutánea.

¿PUEDE MEJORARSE LA MEMORIA?

Algunos intentan mejorar la memoria y otras funciones cognitivas con ejercicios mentales y estrategias compensatorias (ver capítulo 15). Otros emplean nootropos (citicolina, piracetam) aunque los resultados son variables.

Los pacientes con déficit cognitivo mejoran con interferón beta-1b (Betaserón)[404,405] y todavía más significativos son los resultados con interferón beta-1a intramuscular (Avonex)[i].

LOS TRASTORNOS PSICOLOGICOS

Si la depresión es importante hay que tratarla; se usan fluoxetina, sertralina o paroxetina. Algunos pacientes con interferón beta-1b (Betaserón) se deprimen más y hay que prestarles especial atención.

---

[i] En un reciente estudio[151], los pacientes tratados con interferón beta-1a tenían a los dos años una clara mejoría neuropsicológica global comparados con el placebo; esto era más claro todavía en las categorías memoria/proceso de información y en capacidad visuoespacial/ejecución.

Si persiste el bajo estado de ánimo cambiarse a otro tratamiento: interferón beta-1a (Avonex) o copolímero (molécula totalmente diferente).

HARINA DE ALGARROBA PARA TRAGAR

Algunos pacientes tienen problemas para tragar líquidos, y si los espesamos un poco, los toman más fácilmente. Hay derivados de la harina de algarroba, insípidos, prácticamente acalóricos, con los que se pueden conseguir diferentes consistencias: sirope, gelatina o puré, según la cantidad de producto que se utilice.

MARTINGALAS CONTRA LA INCONTINENCIA

La incontinencia dificulta mucho la vida de relación del paciente, sobre todo en sus desplazamientos. Cuando con tratamiento no hemos resuelto el problema habrá que enmascararlo; hay ropas adecuadas, diseñadas con depósitos adicionales, verdaderas martingalas[i] por su función y por lo ingenioso del dispositivo; resultan muy útiles en los viajes.

VOLAR CON SILLA DE RUEDAS

Necesitar una silla de ruedas no impide viajar en avión o por otro medio. Siempre se encuentran accesos especiales que no son ningún favor que hacen, sino el reconocimiento, cada vez extendido, de los derechos de personas con cualquier minusvalía.

---

[i] **Martingala**, en su acepción primitiva, es precisamente *"fondo de una especie de calzas apropiadas para personas con súbitas necesidades fisiológicas"*. Por alusión al ingenioso dispositivo de calzas tomó luego el sentido de *"artimaña"* [96].

Es mejor planificar, y comunicarse previamente con la agencia de viajes o la compañía aérea para decidir las condiciones en que viajará el pasajero.

.

F15

15. Un buen médico general

El neurólogo hace la estrategia de tratamiento de la esclerosis múltiple. Pero la batalla cotidiana, el día a día de su enfermedad, tiene que resolverlo el paciente con su médico de cabecera, que le conoce de toda la vida y será su mentor[i] o guía para problemas que pueden presentarse, o para sospechar un brote y mandarlo al especialista.

El médico de familia diagnostica el 5 % de los casos de esclerosis múltiple y le consultan entre 15 y 20 veces al año, principalmente por problemas de sueño, incontinencia o infecciones urinarias[110].

CONFIANZA CERCANA

El paciente de esclerosis va al neurólogo, según los casos, una a seis veces al año. Pero debe tener confianza en alguien cercano, un buen médico general que le comprenda, que esté bien informado de su situación neurológica, que sepa suficiente de la esclerosis múltiple, que pueda resolverle problemas cotidianos y que, en un momento dado, sea capaz de decidir si hay o no un nuevo brote.

DE LA TERRIBLE DUDA DE LAS APARIENCIAS

El paciente sufre una terrible ansiedad ante la perspectiva de un nuevo brote. Duda cada vez que algo le recuerda síntomas antiguos o cuando

---

[i] Mentor era un personaje de la Odisea que cuidó a Telémaco durante el largo crucero de su padre (un tal Ulises). Ahora "mentor" significa guía o ayo, pero hace siglos se llamaba así al maestro que enseñaba gramática a cambio de dinero.

tiene trastornos nuevos. Sobre todo si se trata de molestias tan subjetivas como "hormigueos" o tan transitorias como una ligera dificultad de visión.

"¿Estaré en un nuevo brote? Estos hormigueos que siento en el brazo se parecen mucho a lo que tenía cuando me diagnosticaron la enfermedad". La terrible duda de las apariencias[i] se cierne sobre él, no no sabe si ir al neurólogo, o si empezar a tomar corticoides por su cuenta.

En una enfermedad con síntomas tan variados e impredecibles, cualquier cambio genera inseguridad. El médico general de un paciente con esclerosis tiene una función importantísima: diferenciar cuándo tiene un brote o no. Este diagnóstico es fundamental, debe hacerlo con seguridad y saber transmitir esa confianza al enfermo. En caso de brote, o si hay dudas, le remitirá urgentemente al neurólogo. Pero podrá evitar muchas consultas innecesarias al especialista diferenciando las aprensiones del paciente respecto a molestias que no son brote.

LA REGLA QUE PARECE UN BROTE

No confundirlo con "brotes": hay mujeres con esclerosis múltiple cuyos síntomas empeoran antes de la menstruación. Es un dato más sobre la relación de la enfermedad con el sistema endocrino. En esos días hay cambios bruscos en los niveles de hormonas sexuales y de péptidos opioides endógenos, y fluctúa la melatonina plasmática; esto produce aumento de excitabilidad neuronal y alteraciones inmunes[462].

SANGRE, SUDOR Y FIEBRE

---

[i] **La terrible duda de las apariencias** se título un poema de *"Hojas de Hierba"* (Walt Wiltman)[550].

Aunque no se trate de un brote, un paciente de esclerosis múltiple puede empeorar durante minutos u horas. Si su sangre acumula productos de desecho por una insuficiencia renal o hepática, o si tiene anemia o sufre una infección. Si suda demasiado y se deshidrata, porque hace mucho calor en la habitación o por tomar baños calientes. Si tiene fiebre de cualquier causa, sobre todo "resfriados" o infección urinaria. Incluso si respira muy rápido (hiperventilación) porque está cansado y nervioso[290].

YATROGENIA Y LO CONTRARIO

El médico general debe vigilar los problemas a corto plazo de algunos medicamentos: los antidepresivos tricíclicos pueden retener la orina, los miorrelajantes y sedantes empeoran la debilidad, la 4-aminopiridina puede dar convulsiones. A largo plazo, estará atento a la osteoporosis que pueden provocar los corticoides y hará análisis periódicos de sangre para vigilar la cifra de leucocitos en los que toman inmunosupresores.

Y lo contrario. Evitará que se retiren bruscamente ciertos medicamentos: una bajada rápida de corticoides puede exacerbar los síntomas; si quitamos de pronto los antidepresivos el paciente entra en un bache anímico, y al retirar baclofén pueden aparecer alucinaciones o agitación.

PREVENIR LA INFECCIÓN URINARIA

Esto es fundamental. Las infecciones urinarias son muy frecuentes en los pacientes con esclerosis múltiple, sobre todo en los que tienen un gran volumen residual (evacuan mal y la vejiga suele estar demasiado llena). Algunos necesitan que se les ponga catéter de modo intermitente y se hará con la adecuada higiene. Otras veces la infección no es aguda, sino crónica.

El paciente con infección urinaria puede presentarse sin molestias de orina, quejándose sólo de problemas generales: que se encuentra más cansado o débil, que tiene unas décimas de fiebre, que ha perdido el apetito. El médico general debe adelantarse y pedir en estos pacientes cultivos de orina cada cierto tiempo, aunque no tengan quejas de ese tipo. Cuando se descubre la infección debe identificarse el germen antes de poner el antibiótico adecuado.

QUE FLUYA ÁCIDA LA ORINA

Mientras mejor sea el flujo de orina menos posibilidades de infección. Si no hay incontinencia hay que insistirles en que tomen muchos líquidos y, por supuesto, eliminar obstáculos como obstrucciones del cuello de la vejiga o cálculos en la vejiga.

Las bacterias prefieren medios alcalinos por lo que las combatimos acidificando la orina con vitamina C o frutos (arándanos por ejemplo).

LA DEFECACIÓN NUESTRA DE CADA DÍA

Algunas personas mayores se obsesionan con hacer de vientre a diario y el médico general debe convencerles de que no siempre es preciso. En la esclerosis, el estreñimiento es frecuente pero muchos pacientes van bien si defecan una vez cada tres o cuatro días.

Las dietas ricas en fibras son buenas para todos, pero en especial para pacientes con esclerosis. Si no hay problemas de vejiga, también tomarán muchos líquidos. A veces necesitan reblandecedores fecales o estimulantes del peristaltismo. En ocasiones se produce bloqueo por heces compactas que requieren enemas o manipulación directa.

No todo problema intestinal es por la esclerosis. Algunos padecían ya enfermedad celíaca, enteropatías por gluten, colitis o estreñimiento idiopático. Si hay dudas, un estudio radiológico con contraste muestra tránsito intestinal "perezoso" o una disfunción ano-rectal[370].

EL NEURÓLOGO NO ME ENTIENDE

El médico general suele recibir quejas del paciente contra el especialista: *"El neurólogo dice que he mejorado y yo estoy peor que antes"*. Esta discrepancia en los resultados ha sido objetivada[i] y tiene su fundamento[452]: el especialista está más atento a pruebas clínicas o complementarias; después de un tratamiento (corticoides, interferón, quimioterapia) observa que mejoran los reflejos, la prueba de Romberg o los potenciales evocados auditivos. Pero al paciente eso le tiene sin cuidado: él siente náuseas o ve que empeora su estado general y que se limita su actividad cotidiana, su calidad de vida que es lo que realmente le importa.

En este campo el médico general, más próximo al enfermo puede ayudar mucho y, a su vez, dirigir los imprescindibles cuidados generales que exigen la colaboración de enfermeros y auxiliares[321].

LA FATIGA COTIDIANA

No nos cansamos de repetirlo: uno de los síntomas principales de la esclerosis múltiple es la fatiga; el paciente se cansa mucho, y no es por la parálisis ni por la depresión. Todavía no comprendemos bien el mecanismo, pero hay algo que es orgánico, no inventado, que les hace más propensos a fatigarse.

El médico general, que ve todos los días al paciente, debe darle a este síntoma la importancia que tiene: es una de las cosas que más le incapacitan. No se debe soslayar ni por otro lado confundir con un brote. Se le aconsejará reposo, evitar el calor y comidas pesadas.

---

[i] Cada día se emplean más las escalas de "calidad de vida", donde el paciente aporta datos subjetivos. Suelen discrepar de las que prefieren los médicos (la de incapacidad de Kurtzke es muy completa).

OSTEOPOROSIS DOLOROSA

En la esclerosis múltiple crónica, tanto la inmovilización como los corticosteroides repetidos llegan a producir una osteoporosis que puede resultar muy dolorosa. Hay que prevenirla (con controles clínicos y diagnóstico por imagen) y evitarla, con ejercicios adecuados y suplementos de calcio.

LOS NERVIOS PRESIONADOS

Si una persona está inmóvil, con osteoporosis y cambios de peso, sus nervios periféricos pueden resultar dañados, simplemente porque las posturas mantenidas los presionan contra las muletas, la silla de ruedas o la cama. El médico general estará especialmente atento a la lesión del nervio mediano en la muñeca o del peroneo en la rodilla (las correas de las ortesis para las deformidades del pie).

ABDOMEN AGUDO POR ESCLEROSIS

El "abdomen agudo" es una de las urgencias más frecuentes que atiende el médico general. Si un paciente con esclerosis múltiple presenta un cuadro de dolor abdominal, con distensión, vómitos y estreñimiento, hay que pensar en que la causa esté en la médula espinal (un nuevo brote o un empeoramiento de la regulación motora neurovegetativa)[301].

MIELINA SANA IN CORPORE SANO

No hay seguridad sobre lo que puede acelerar la recuperación de la mielina después de un brote, ni lo que puede hacerse para evitar que aparezca o que lo haga más levemente, pero el sentido común dicta que un buen estado de salud general es la mejor defensa contra cualquier enfermedad.

La mielina estará más protegida en un cuerpo sano y el médico general vigilará en sus pacientes una buena nutrición (dieta equilibrada), que se mantengan activos física y mentalmente (sin llegar a agotarse), que eviten el estrés, que desarrollen al máximo su independencia personal pero insertados socialmente, y que ellos mismos conozcan las complicaciones posibles para evitarlas.

Y, por supuesto, evitar los factores que empeoran los síntomas (calor, fiebre, deshidratación, anemia, infecciones y otras enfermedades)[290].

ADAPTARSE A LAS LIMITACIONES

La adaptación a las limitaciones y a las ayudas instrumentales, sean ortesis, muletas o silla de ruedas puede precisar apoyo psicológico y se hace con diferentes estilos según la enfermedad neurológica que la hace necesaria. En los pacientes con esclerosis múltiple se observa una adaptación emocional, introvertida pero estable; el estilo de adaptación es algo peor que el de los lesionados medulares que toman actitudes de "resolución de problemas", pero los que peor se adaptan son los que sufren traumatismos craneales[548].

LAUREAR EL NATURAL DESAIRE

Todos sufrimos desaires de la naturaleza en forma de envejecimiento, enfermedades y pérdida progresiva de capacidades. Conocerse uno mismo es imprescindible para conocer las ventajas e inconvenientes que tenemos en un momento dado y, a partir de ahí, programar nuestra actividad. A unos se les arruga el cutis y otros son más bajos o gordos de lo que quisieran. Hay muchos que utilizan gafas, muletas o sillas de ruedas; y las prótesis auditivas o dentarias son necesarias antes o después.

Hay que enfrentar las circunstancias adversas de la naturaleza y de la vida. Como aconsejaba Gracián[186], hay que *"laurear el natural desaire"*, adaptarse a las deficiencias encontrándoles salida, como el ejemplo que da de Julio César: extendió la moda de adornar la cabeza con laureles para disimular su propia calvicie[i].

SINAPSIS MÉDICO GENERAL-ESPECIALISTA

La medicina actual tiende a salvar las barreras entre los niveles de atención primaria y especializada. El paciente con esclerosis múltiple saldrá muy beneficiado si, además de confiar en su médico general y en su neurólogo, consigue que éstos mantengan una relación frecuente y cordial, en la que puedan intercambiar datos y opiniones sobre su situación clínica. Otros especialistas en Urología, Pulmón o Digestivo pueden ser necesarios.

---

[i] Gracián cuenta otra anécdota en que el emperador se sobrepuso a la adversidad: cuando César llegó a Africa, nada más bajar del barco, tropezó y cayó de boca al suelo; en lugar de sentirse ridículo salió del paso diciendo: *"En este momento tomo posesión de esta tierra"*.

F16

16. Cuatros rehabilitadores

En la esclerosis múltiple necesitamos cuatro "rehabilitadores", es decir, cuatro niveles de atención y actuación:

- Rehabilitar el cuerpo.
- Rehabilitar el alma.
- Rehabilitación social.
- Rehabilitar la casa.

Para rehabilitar el cuerpo es imprescindible la fisioterapia atendiendo a músculos y articulaciones, al lenguaje, a las funciones mentales. La rehabilitación del alma exige reconocer el estrés para combatirlo, cambiar de estilo de vida y mantener la comunicación familiar y social. La rehabilitación de la casa significa adaptarla a las necesidades del enfermo para facilitar sus actividades diarias (terapia ocupacional); podemos emplear recursos sencillos e imaginativos o aprovechar los últimos avances tecnológicos.

REHABILITAR EL CUERPO

Todos los especialistas coinciden en que la rehabilitación motora es fundamental, pero algunos no le insisten lo suficiente al paciente. La artrosis y la hipotrofia muscular acechan a estos pacientes de movilidad limitada y la única forma de evitarlos es la rehabilitación activa y pasiva. Las técnicas actuales incluyen aspectos novedosos y están, por supuesto, adaptadas a esta enfermedad.

Igualmente necesaria es la rehabilitación muscular. En la inestabilidad postural y en los trastornos de locomoción desempeña un papel la atrofia de una clase especial de fibras musculares (tipo II) que pueden recuperarse mediante ejercicio físico dirigido.

MÚSCULOS, MENTE Y PLACER

La actividad física es un gran medio para aliviar tensión. Durante el ejercicio se producen endorfinas, unos tranquilizantes naturales que relajan el cuerpo de modo fisiológico, y los músculos se fortalecen y estiran. El estiramiento es importante para aumentar la movilidad articular.

El ejercicio físico, entendido como recreación y placer, es también una forma de delegar en el cuerpo algunas de las virtudes anímicas: la energía, la audacia, la paciencia[i]. Los sistemas de "aerobic" mejoran el ánimo además de las funciones cardiovasculares y pulmonares. El ejercicio regula el apetito y el sueño y contribuye a una sensación de bienestar (NMSS Living). Se puede nadar, caminar, hacer bicicleta estática o remo estático. Hay que evitar llegar al cansancio.

LAS BICICLETAS SON PARA EL OTOÑO

No sólo los niños y los adolescentes se benefician de la bicicleta. También en el otoño de nuestras vidas (y en el invierno), la bicicleta o la moto desarrollan circuitos neurológicos que se atrofian en los que prefieren la seguridad de las cuatro ruedas. Recordemos esos viejos delgados, ágiles física y mentalmente que han preferido la bicicleta

---

[i] La frase es de Giradoux según cita el columnista Manuel Alcántara ("Ideal", 09/06/1998).

durante toda su vida. Durante años desarrollan redes musculares y nerviosas que integran equilibrio, percepción visual y espacial; aparte de la propia actividad física.

Es una especie de rehabilitación psico-motriz, con especial atención a circuitos de equilibrio. Los pacientes de esclerosis múltiple que pueden montar en bicicleta (cuidado con los accidentes) pueden mejorar su coordinación o prevenir problemas futuros.

APRENDER A CAMINAR

El médico y el terapeuta físico analizarán de modo crítico la capacidad motora del paciente y sus posibilidades. Estudian la fuerza de que dispone, cómo repercute la espasticidad en sus posturas y las situaciones en que se producen caídas. Con estos datos diseñan una estrategia para que aprenda a caminar y moverse en su vida cotidiana, recomendándose el calzado adecuado, las sujeciones y el resto de accesorios que necesitan.

ORTESIS, PROTESIS Y TECNOLOGÍA

Para corregir las posturas fijas o para compensar la debilidad se recurre a ortesis o prótesis[i]. El pie caído se trata con las férulas habituales; en las desviaciones de la columna vertebral, hay que procurarse un corsé adecuado, sin mantenerlo demasiado tiempo.
Pero, aunque se siguen usando calzados con correas, muletas o bastones, la tecnología ha mejorado notablemente las posibilidades de los que tienen secuelas motoras.

---

[i] Para rectificar algo se utilizan **ortesis** (*orto* = recto). La **prótesis** es un elemento postizo, un añadido; así se llamaba el ábside lateral de las antiguas basílicas[145].

Son herramientas puestas al servicio del hombre, como el reloj, las gafas o el coche, y el paciente no debe tener reparo en usarlas. Las antiguas sillas de ruedas pueden estar completamente motorizadas e incluso robotizadas. Hay múltiples artilugios que la técnica ha diseñado para facilitar diferentes acciones cotidianas

CAMBIAR LA LUPA POR LA INFORMÁTICA

Si la neuritis óptica dejó secuelas, el déficit visual puede compensarse mucho con las enormes posibilidades que ofrecen (cada vez más) los adelantos técnicos y la informática.

Ya no se trata de la clásica lupa. Hoy disponemos de ordenadores con escaner, pantallas de diferentes tamaños y programas adecuados. Con conocimientos muy simples se puede tener en pantalla un libro o cualquier otro texto con el tamaño o fondo más adecuado a las posibilidades de visión.

LENTILLA OPACA EN LUGAR DE PARCHE

La diplopia (visión doble)[i] no tiene ninguna relación con la visión propiamente dicha (que va por el nervio óptico). Se ve doble cuando los dos ojos, mal coordinados, dan sendas imágenes no superpuestas.

Se evita tapando un ojo y, en lugar de hacerlo con las habituales gafas de "parche", engorrosas y poco estéticas, se puede utilizar una lentilla oclusiva (opaca en el centro) que evita la visión del ojo alterado (confírmelo en Internet, http://aspin.asu.edu/msnews/ medres.htm).

---

[i] Se ve cuando los ojos no coordinan bien sus movimientos, bien por lesión de los nervios que los mueven (nervios oculomotores) o por alteraciones en el cerebelo o tronco encefálico.

DEL LOGOPEDA AL CIBERLENGUAJE

Las dificultades del hablar las atiende el logopeda. Él prescribirá la rehabilitación específica y aplicará a cada paciente los ejercicios adecuados para que hable mejor.

La informática también puede ayudar. Hay programas que reconocen la voz y permiten escribir sin teclear[i]. También pueden transformar la voz en otra diferente, "mejorada": una voz más audible o más fácil de reconocer por otras personas. Los pacientes con disartria (dificultad para articular palabras) o con temblor de voz pueden recurrir a estos sistemas para hacerse entender mejor.

REHABILITAR EL ALMA

La rehabilitación del alma, de la psique o de la actitud vital (llámesele como se quiera) es fundamental en todos los pacientes crónicos pero especialmente en la esclerosis múltiple. Hay que atender la capacidad mental, los factores de estrés, las relaciones familiares y la integración social (incluyendo el trabajo o paro, Internet y las asociaciones).

MENTE Y CALIDAD DE VIDA

Nadie discute que es necesario rehabilitar las funciones mentales dañadas por un traumatismo o hemorragia cerebral. Pues también hay que hacerlo en la esclerosis múltiple. Si estos pacientes tienen déficit cognitivo lo pasan peor y se deteriora su calidad de vida[431].

El cerebro tiene cierta "plasticidad" y con el entrenamiento adecuado las áreas que quedaron sanas pueden asumir algunas de las funciones

---

[i] Los programas informáticos se adaptan a la fonética de cada persona con cierto "entrenamiento" (dándole varios ejemplos el ordenador aprende). Una vez que reconoce la voz el aparato la digitaliza, y puede operar con esas señales para escribir lo que se le dicta.

alteradas. Aunque no todos confían en ellos hay métodos y ejercicios mentales de "fortalecimiento" cognitivo.

También se usan estrategias compensatorias[279] que pueden mejorar el rendimiento global y que los usan también los sanos: hacer una lista de tareas, papeles adhesivos en el frigorífico, agendas, reglas mnemotécnicas, etc.

ESTRÉS Y ENFERMEDAD

Sabemos ya que el estrés puede influir en los brotes[189,190,253,542,543], pero cada persona lo percibe de modo diferente. Hay situaciones de peligro real que algunos soportan con serenidad, y otros se alteran porque se rompió la vajilla. También varía la forma de interiorizar o expresar el estrés: individuos que parecen tranquilos sufren mucho interiormente. Lo importante no es lo que sucede a una persona en la vida, sino la forma en que lo siente.

LOCALIZAR EL ESTRÉS

Para atacar al enemigo hay que localizarlo. La ansiedad influye muy negativamente en muchas capacidades y posibilidades del paciente. El primer paso es identificar las fuentes de estrés, las situaciones que son capaces de producir tensión física o emocional a ese paciente concreto. Una vez localizado el origen del estrés, la terapia consistirá en evitación o deshabituación progresiva, en aprender a relajarse y en programar actividades positivas compensadoras. Es imprescindible realizar una rehabilitación del estrés con técnicas de autocontrol[314].

IT'S ALL OVER NOW BABY BLUE

"Todo se acabó, muchacha" cantaba Bob Dylan cuando se separaba. Las separaciones, como otras situaciones de estrés, pueden desencadenar un brote o influir en la marcha de la enfermedad. El divorcio favorece la esclerosis múltiple y la esclerosis múltiple aumenta los divorcios[64].

Pues tampoco pasa nada. Hay que insistir en la necesidad de reconstruir su vida, y el resultado puede ser hasta beneficioso. Al fin y al cabo, la vida es un jardín de senderos que se bifurcan (lo decía Jorge Luis Borges en un cuento[56]).

REDEFINIR LOS VÍNCULOS CON EL ENTORNO

La psicoterapia puede mejorar la situación de abandono, soledad y depresión a que la enfermedad, edad y otras circunstancias llevan a estos pacientes. Hay que cambiar la actitud vital. El modo en que enferma una persona evoca muchas veces el modo en que vive. El paciente debe reconciliarse con su situación y "redefinir los vínculos con su entorno".

La moderna rehabilitación se orienta hacia la integración social; hay hasta grupos de terapia musical para personas con esclerosis múltiple[294]. Si conseguimos que el paciente se implique en su entorno la mejoría será ostensibles, y todo lo que constituya logro, juego o diversión será beneficioso.

EN EL PRINCIPIO ERA LA ACCIÓN

La depresión se quita con acción. Según Goethe, es incorrecta la traducción habitual del Génesis *"En el principio era el Verbo"*. En la primera parte del "Fausto", se pregunta sobre el verdadero significado de *"Logos"* y deduce que no debe traducirse por "Verbo" sino por **"Acción"**. La acción es lo que subyace a la vida, la vida es acción. Un hombre es la suma de sus cosas hechas. Hacer y actuar: eso evita la depresión.

DEL *ZOON POLITIKON* AL ANIMAL CULTURAL

Otra mala traducción, ahora de Aristóteles. Cuando hablaba del hombre como *"zoon politikon"* y se deduce *"el hombre es un animal político"* aparece la confusión.

El filósofo no quería decir que todos deban dedicarse a la política, sino que insistía en que el hombre no se aisle, que debe insertarse en la vida cívica, en las actividades propias de su ciudad (*cívico* viene de ciudad y *polis* es ciudad).

Hay que reinsertar socialmente a nuestros pacientes. Para bien o para mal *"el hombre es un animal cultural"* [389] y cada vez más, conforme avanza la sociedad. Cada individuo ha perdido parte de su identidad al integrarse en un entorno cultural que lo estructura y le da un nuevo sentido de la realidad[i].

De esa proyección socio-cultural depende que nuestro paciente esté más o menos satisfecho: según le acepte la familia o sus amigos, y según sus posibilidades de trabajar o integrarse en su entorno. A peor integración psicosocial, mayor invalidez física, y esto se nota más en las mujeres[562].

---

[i] La cultura es un mundo extracorporal que se articula con nuestra biología y constituye un *nuevo reino de lo real* [389]. Esto es lo que el filósofo Michel Foucault[160] denomina **"muerte del hombre"**: la identidad última de nuestro ser se disuelve en la trama de estructuras (culturales) que constituye la realidad humana. El individuo pierde lo que gana la sociedad.

INTERNET VA A CAMBIAR LA SOCIEDAD

Hasta hace poco, la humanidad tenía dos sistemas básicos de comunicación: prensa y teléfono[i]. Ahora empieza Internet: un tercer sistema, interactivo con verdadera reciprocidad. Se parece al teléfono pero no se limita a dos personas, añade un contexto común, una "comunidad" que, a diferencia de los medios clásicos, no la generan "especialistas" sino el conjunto de participantes.

Como dice el filósofo Lévy[296], hay un intercambio colectivo sin centro de mando.

Las ventajas de Internet las aprovecharán pacientes crónicos, especialmente los de esclerosis múltiple porque son jóvenes y mantienen un buen nivel intelectual. Desde su casa están al día de los avances científicos, pero lo principal es que ya no están aislados. Su opinión se integra en una comunidad de afectados que exige cambios sociales y médicos. Esto influye en decisiones políticas que favorecen a los enfermos, ayudan a la investigación y finalmente aceleran los nuevos tratamientos.

ASOCIACIONES DE ESCLEROSIS MÚLTIPLE

Existen en todos los países desarrollados y son una poderosa ayuda para los pacientes. Es una especie de sindicato de enfermos que reclama sus derechos y los hace valer. En España destacamos la AEDEM (asociación española de esclerosis múltiple) y la FEDEM (federación española de esclerosis múltiple).

---

[i] El primer sistema de comunicación es mediático (la prensa y su equivalente la televisión), tiene un centro emisor y muchos "receptores" (lectores o televidentes) que permanecen aislados entre sí; no hay reciprocidad. El segundo sistema es el teléfono (que fue comiendo terreno al correo); hay reciprocidad pero sólo entre dos puntos: se habla de individuo a individuo pero no dentro del grupo.

En casi todos los paises desarrollados hay agrupaciones similares con una fuerte organización, proyectos de investigación propios o adheridos, revistas, grupos de apoyo y publicaciones informativas en Internet (***MS*** = ***Multiple Sclerosis***): *National MS Society, The MS Foundation, The Federation of MS Therapy Centres, MS Information Source, MS Society of Canada, The Australian State MS Societies, Esclerosis Múltiple Argentina, MS Society of Great Britain and Northern Ireland, Polish MS Society, The Myelin Project, International MS Support Foundation*, etc.

PARO Y ESCLEROSIS MÚLTIPLE

La esclerosis múltiple es la causa más frecuente de déficit neurológico en adultos jóvenes. Por ello hay que tener en cuenta el problema del paro que afecta al 80 % de los pacientes.

Es evidente que el paciente con cierto grado de déficit tiene una rémora[i], pero debe superarla para mejorar personalmente y ser útil a su familia y la sociedad.

NO TODO ES TRABAJO EN LA VIDA

La raza de los hombres está condenada por naturaleza al trabajo. Pero un día los dioses se apiadaron y, como tregua a sus penalidades, les dieron como compañeros de alegría a las Musas[ii], a Apolo y a Dionisio.

---

[i] Hablamos de rémora cuando algo entorpece una actividad. Las **rémoras** son peces acantopterigios, con espinas en sus aletas (*acantos* = espina, *pterigio* = ala o aleta), que se pegaban al casco de los barcos, y los antiguos les atribuían el poder de detener su curso.

[ii] Las Musas, hijas de la Memoria, eran siete como las artes liberales: historia (*Clío*), música (*Euterpe*), comedia (*Talía*), tragedia (*Melpómene*), danza (*Terpsicore*), poesía erótica (*Érato*), poesía lírica (*Polimnia*), astronomía (*Urania*) y elocuencia (*Calíope*).

Eso afirma Platón[403] en sus *Leyes*: tenemos muchas posibilidades de goce y compensación a nuestros problemas: las artes que nos inspiran las Musas (desde la danza a la música, o la poesía), la belleza apolínea o el derroche dionisiaco[i] y otros goces disponibles.

Es el ocio, tal como lo entendieron los griegos (el tiempo dedicado al cultivo de las artes y cosas agradables). En el paciente con esclerosis múltiple, en todo hombre enfermo, la necesidad de gozar debe procurarse. *Il dolce far niente*[ii] tiene sus ventajas.

PERROS AMAESTRADOS

Los perros amaestrados son útiles psicológica y socialmente, además de que economizan gastos[10]. Consigamos uno para cada paciente.

REHABILITAR LA CASA

También hay que rehabilitar la casa: cuesta muy poco, en comparación con el gran beneficio para el paciente, hacer reformas en la vivienda que le faciliten actividades cotidianas. Es la terapia ocupacional.

Hay guías de construcción y reforma de viviendas especiales para discapacitados. Asideros en el cuarto de baño o en las paredes, cambios de iluminación, vasos para que no se derrame el agua, cubiertos especiales.

---

[i] Apolo es dios de la belleza y la Medicina, y Dionisio representa la bebida y otros desenfrenos.

[ii] *Il dolce far niente* ("el dulce no hacer nada") es un proverbio italiano que imita un texto de Plinio.

Se puede adaptar la cama, o todo el dormitorio, a las posibilidades del paciente. Hay teléfonos con un marcador especial, se construye una rampa donde haga falta o se instala un sistema motorizado para subir escaleras.

El inodoro resulta demasiado bajo para algunos enfermos y es muy simple elevarlo. La altura de los escalones reduce con tacos de madera que ocupen la mitad del peldaño.

Con enchufes adecuados y un mando a distancia encendemos o apagamos luces, la televisión o la cafetera eléctrica. La tecnología facilita la calidad de vida.

UNA RECETA DE AIRE ACONDICIONADO

Los neurólogos deberíamos disponer de recetas especiales para prescribir aire acondicionado a los pacientes de esclerosis que viven en climas cálidos. Ya vendría el técnico de la empresa a revisar la casa y planificar el número de frigorías y aparatos necesarios.

No es broma: uno de los mejores tratamientos de la esclerosis múltiple es instalar aire acondicionado en la casa. La fatiga, que es una de las quejas más frecuentes, mejora notablemente.

RECURSOS PÚBLICOS Y ASISTENCIA SOCIAL

Lo ideal es recurrir a personal especializado en este tipo de trabajos y obtener ayudas de fondos públicos, aconsejándose antes en las asociaciones de pacientes que cada día tienen más influencia.

Se destinan muchos recursos a la asistencia domiciliaria de personas que tienen algún tipo de déficit; es más rentable que atenderlos en en hospitales, y los pacientes quedan más satisfechos. Hay personal voluntario, o pagado por las instituciones, que ayudan a los enfermos a realizar sus tareas cotidianas.

F17

17. *Alimentum sanum in corpore sano*

La salud del cuerpo se fragua en la oficina del estómago, decía Don Quijote[74] hace cuatro siglos. Y todavía muchos opinan algo parecido: lo que se come puede prevenir o empeorar la esclerosis múltiple. Las dietas que veremos no son "milagrosas" y su eficacia está por demostrar, pero no perjudican y aseguran una alimentación sana.

LAS GRASAS, UNA MODA DE LOS SETENTA

La mielina contiene una grasa especial (un fosfolípido). La teoría de moda de los años setenta era que el tipo de grasas que comemos puede influir en la esclerosis múltiple. El pescado es bueno, pero las otras grasas animales aumentan el riesgo de esclerosis; hay más enfermos en los países que consumen más grasas[11,32,45].

A LOS MUERTOS LES GUSTABAN LAS GRASAS

Publicaron hace poco un estudio que comenzó antes de que yo naciera[510]. En 1949 aconsejaron a 150 pacientes de esclerosis múltiple una dieta con pocas grasas (menos de 20 gramos por día). La mitad hizo caso, la otra mitad no; y esperaron 35 años para ver los resultados.

Los que habían seguido dieta estaban mejor y, después de tanto tiempo, sólo había muerto el 30 %. De los pacientes "desobedientes" pocos llegaron vivos a la última cita: 1 de cada 5 (una mortalidad del

80 %), y además con grandes incapacidades. La conclusión es meridiana: el consumo de grasas animales saturadas empeora la esclerosis múltiple; y todavía más si son mujeres[510,511].

GRASAS ESENCIALES Y MIELINA

Los mamíferos necesitan comer dos ácidos grasos esenciales (linoléico y alfa-linoléico), porque sin ellos no podrían construir sus propias grasas poli-insaturadas (de moléculas grandes, a base de los anteriores).

La dieta occidental usa mucha margarina (con grasas hidrogrenadas) y harinas previamente oxidadas; eso conlleva una carencia relativa de ácidos linoléico y alfa-linoléico que podría favorecer la esclerosis múltiple[i]. En estos pacientes, los glóbulos blancos y las plaquetas tienen menos ácido linoléico[152] y aún baja más su nivel en sangre[ii] durante los brotes[45].

COMER COMO ESQUIMALES

El pescado protege de la esclerosis múltiple porque tiene muchas grasas no saturadas[365,509,512]. Las personas mayores recuerdan que, de niños, les fortalecían con aceite de hígado de bacalao, un jarabe de sabor desagradable y que podría prevenir la esclerosis múltiple.

Los esquimales no la padecen y comen casi exclusivamente peces, que les proporcionan gran cantidad y variedad de ácidos grasos poli-insaturados (timnodónico y clupanodónico). Según un amplio estudio

---

[i] Una dieta sin ácidos grasos esenciales altera las membranas celulares, la microcirculación y otros mecanismos que favorecen la esclerosis[31]. Los animales así alimentados producen fosfolípidos anormales, su mielina se altera[492], y son más sensibles a encefalomielitis alérgica experimental[501].

[ii] Este descenso plasmático de ácido linoléico se ha visto también en otras enfermedades generales agudas por lo que podría ser un fenómeno secundario[80].

realizado en Gran Bretaña, los pacientes que tomaban grasas de pescado tenían menos brotes y de menor intensidad, aunque la significación estadística es baja. No es una dieta muy sabrosa pero sí saludable, barata, y podría mitigar la esclerosis múltiple[490].

SARDINAS CONTRA LA DEPRESIÓN

Las grasas del pescado "azul" tienen propiedades anti-inflamatorias y previenen las enfermedades circulatorias. Además, si faltan empeora la depresión de la esclerosis múltiple, y también la que se produce en situaciones como el puerperio y el alcoholismo[216]. Tratar la depresión con sardinas no asegura la recuperación psicológica pero ayuda y es muy saludable.

LA LECHE DE VACA EN ENTREDICHO

Beber mucha leche aumenta el riesgo de esclerosis múltiple, dicen algunos. Combinando estudios de 27 países, se pone en entredicho[i] la leche de vaca pues su consumo parece relacionarse con la frecuencia de la enfermedad[4,313]. La nata y la mantequilla tienen correlaciones menores; el queso y otros derivados lácteos no influyen nada.

LA TETA QUE MIELINIZA

La leche de vaca puede ser mala pero la de mujer es buena. En los niños que maman se acelera la mielinización cerebral[97] y les hace resistentes a enfermedades desmielinizantes del adulto[ii]. Y recientemente se supone que la alimentación materna puede proteger (a valorar en la interpretación la clase social)[44,402].

---

[i] **Poner en entredicho** significa desconfiar de algo. El **entredicho** era una censura eclesiástica por la cual se prohibían determinadas prácticas religiosas a personas dudosas[70]

[ii] Otros estudios (de pocos casos) no encuentran diferencias entre dar a los bebés pecho o biberón[50,73].

DIETA MEDITERRÁNEA: DEL MITO AL RITO

La dieta mediterránea es un mito que surgió muy lejos del mar. En un laboratorio subterráneo de la Universidad de Minnesota descubrieron las ventajas culinarias de los países que baña el Mediterráneo. Y ahora parece que lo importante no es (sólo) lo que se come sino cómo se come: una tostada con aceite de oliva o un vaso de vino le sientan mejor a un griego que a un sueco.

En la isla de Creta, en Roma o en Málaga, además de los platos hay que tener en cuenta su filosofía de vida: el clima, el sol, la actitud ante la comida, que se comparte y saborea con una calma que sorprende a los visitantes[55]. El rito de la comida desborda el mito de la dieta.

LOS NIÑOS RICOS COMEN CARNE

En las clases acomodadas es más frecuente la esclerosis múltiple[343,401,438,536]. Unos lo relacionan con pautas de conducta social[i] social[i] y otros con que la alimentación de los niños ricos es diferente[42]. Consumen más proteínas (sobre todo carne), toman muchos productos con conservantes y su "buen estado nutritivo" no sufre altibajos[282,283,286,288].

LOS CHINOS COMEN ARROZ

En Asia se come a base de arroz y en muchos países cálidos el alimento principal es el maiz. El trigo y el centeno (que contienen gluten a diferencia de los anteriores) se dan en climas fríos y los

---

[i] Hay una vertiente sociológica de la epidemiología que presta especial atención a la conducta y relaciones en los diferentes grupos sociales[303].

consumen más nórdicos y anglosajones. Alguien lo asoció con su predisposición a la esclerosis múltiple y nació un nuevo tratamiento, la dieta sin gluten: los únicos cereales[i] permitidos son arroz y maiz.

ALERGIA AL AZÚCAR O AL TABACO

Creen que la esclerosis múltiple se produce por una especie de alergia al tabaco, a la sacarosa o a sus derivados. No sólo prohíben fumar sino todo tipo de azúcares (el de remolacha, el de caña, las melazas, los dátiles...). Los más estrictos evitan los compuestos de glicoles habituales en alimentación o cosmética (llegan a rechazar un champú porque lleva glicerina).

ZUMO DE PITAS

Los científicos llaman *"Aloe vera"* a esas plantas espinosas de terrenos secos más conocidas como "pitas". Su amargo jugo contiene gran cantidad de vitaminas, aminoácidos y minerales; se usó para la esclerosis múltiple y algunos dicen que mejoraron. Es un buen suplemento dietético que a veces produce diarrea.

DIETA DE CALCIO, MAGNESIO Y VITAMINA D

Un grupo de jóvenes con esclerosis múltiple siguió una dieta enriquecida en calcio, magnesio y vitamina D. A los dos años habían tenido menos de la mitad de los brotes estadísticamente previstos[175]; lo atribuyen a que calcio y magnesio mejoran el desarrollo y la estructura de la mielina, haciéndola más estable.

---

[i] También hay investigaciones sobre la avena. En las regiones en que más se cultiva sube la tasa de mortalidad por esclerosis múltiple[284].

NITRATOS, NITRITOS Y ADITIVOS

En la antigüedad, los cocineros sólo disponían de colorantes vegetales naturales. Alrededor del año 1.700 se fueron sustituyendo por aditivos como nitratos (en especial el nitrato de Chile) que dan buen aspecto a la carne y mejoran su conservación.

En el siglo XIX se añadió el azúcar. Esto provoca que los nitratos se reduzcan a nitritos, agentes químicamente activos. Algunos dicen que desde entonces se hacen más frecuentes el cancer colo-rectal, la esclerosis múltiple y la artritis reumatoide[285].

LAS GEÓRGICAS O LA AGRICULTURA NATURAL

En las *"Geórgicas"*, Virgilio describe los métodos tradicionales de trabajar la tierra[i], bastante diferentes de los cultivos modernos con abonos artificiales, plaguicidas químicos y semillas transgénicas. Algunos piensan que la agricultura actual es la causa de la esclerosis múltiple y de otras enfermedades. No lo sabemos, pero seguro que los frutos y hortalizas del poeta latino eran más sabrosos y saludables.

CARNE Y LECHE DE GANADO BUCÓLICO

Los pastores que Virgilio describe en las *"Bucólicas"* no estropeaban con hormonas o piensos la leche y la carne de sus bueyes[ii]. La ganadería moderna abusa de artificios que perjudican los productos y la salud de los consumidores. Algunos sospechan que pueda afectar a

---

[i] "Trabajar la tierra" es, precisamente, lo que significa **"Geórgicas"**, del griego *georgós*, y éste de *gê* (tierra) y *érgon* (trabajo).
[ii] **Bucólico** viene de *bucolicus* (pastoril) y éste del griego **bukólos** (boyero): *"el que guarda o conduce bueyes"*. Por extensión, se aplica a todo lo relacionado con pastores o ganado.

la esclerosis múltiple u otras patologías, y recuerdan la *"enfermedad de las "vacas locas"* que no comían precisamente hierba.

EVERS LO COME CRUDO

El Dr. Paul Evers lleva muchos años tratando pacientes de esclerosis múltiple en Alemania. Piensa que ésta y otras enfermedades se deben a los sistemas de producción y elaboración de las comidas. Insiste en que deben tomarse alimentos frescos, preferentemente crudos (sin cocer, freir o asar) y tan naturales como sea posible.

Hay tres reglas básicas[194]: 1) Comer muchos vegetales (incluyendo semillas en germinación, frutos frescos o secos) y evitar grasas animales. 2) De las grasas que se tomen se preferirán las no saturadas. 3) Pocas calorías al día.

EL ESCRITOR SE CURÓ CON SU DIETA

Roger MacDougal es un escritor con esclerosis múltiple. Sus síntomas han mejorado mucho y dice que es porque toma pocas grasas, ningún gluten y lo compensa con gran cantidad de vitaminas y minerales. La dieta MacDougal benefició a su descubridor y él lo cuenta por si le sirve a alguien.

F18

18. Tratamientos curiosos, dudosos y heterodoxos

A estas alturas del libro, conocemos bastante sobre el tratamiento de la esclerosis múltiple: lo que se enseña en las facultades de Medicina y lo que se receta en los ambulatorios públicos.

Pero hay otras opciones de tratamiento, curiosas, dudosas o heterodoxas. Unas son demasiado recientes, y no han calado en el público general; otras se han propuesto sin una base científica firme, pero pueden abrir líneas terapéuticas. Son recetas imaginativas, no siempre acreditadas. Puede que un día, alguna de estas tentativas o intuiciones suponga un avance real para combatir la esclerosis múltiple. Nadie se extrañe, ocurre a veces a quien golpea el azar.

CONTRA LA ESPASTICIDAD Y CONTRA LA LEY

Hay drogas ilegales que sirven contra la espasticidad. La marihuana o cannabis alivia la espasticidad en el 97 % de los pacientes que la usan. También mejora los dolores crónicos, el apetito, la memoria, el estado anímico, la fatiga, la visión, la marcha, el equilibrio y las alteraciones sexuales, de vejiga o intestino. Los pacientes de esclerosis múltiple tienen razones terapéuticas específicas para fumar cannabis[87].

La cocaína, el "crack", la morfina o la heroína producen sensación de bienestar y pueden aliviar la espasticidad o el dolor, pero a expensas de graves efectos secundarios y el problema de la adicción.

LA TOXINA DE LAS LATAS DE CONSERVAS

En latas de conservas estropeadas se desarrolla un microorganismo anaerobio, el *Clostridium botulinum*. Segrega una toxina tan peligrosa que el que la toma muere asfixiado porque se paralizan sus músculos respiratorios.

Veámoslo el lado positivo: esta toxina botulínica es un potente relajante muscular. Si inyectamos fracciones muy pequeñas de la toxina en uno o varios músculos conseguimos que se relajen durante semanas o meses. Este método es muy eficaz para suprimir ciertos movimientos anormales (espasmos de los músculos de la cara). Todavía no está aprobado como tratamiento en esclerosis múltiple pero puede resolver situaciones de espasticidad local intensa[218].

LE TRANSPLANTAN LA MÉDULA Y MUERE

En febrero de 1996, un investigador de Wisconsin decidió intentar el transplante de médula ósea para tratar la esclerosis múltiple. A finales de ese año, aplicó esta terapia a Connie Lieske, de 49 años. Murió el 30 de junio de 1997.

OPERAR LAS ARTERIAS VERTEBRALES

Hay clínicas privadas que ofrecen tratamientos quirúrgicos de la esclerosis múltiple, según ellos, mejorando el flujo de las arterias vertebrales. En realidad suelen hacer una intervención rutinaria por supuestas estenosis del desfiladero de los escalenos. Me parece una barbaridad, cara e inútil, pero todavía hay quien lo hace.

DIOS, EL SUMO BOTICARIO

Contra las arriesgadas técnicas, la doctrina de los naturalistas, versiones modernas de Paracelso[i]: *"Dios, el sumo boticario, habría dispuesto en la naturaleza una serie de remedios específicos para cada enfermedad que el alquimista tenía que conocer y aislar".*

El tratamiento consiste en encontrar la hierba o el elemento químico "natural" que le falta al enfermo.

VENENO DE COBRA EN FARMACIAS

A una persona le mordió una cobra y por los síntomas dedujeron que su sistema nervioso había sufrido una estimulación muy especial. Luego hicieron ensayos con el veneno de la cobra (solo y mezclado con el de otras dos serpientes) y valoraron los resultados. Concluyeron que ese veneno era un estimulante inmunológico, rico en factores de crecimiento nervioso y que tiene cierta capacidad antivírica, analgésica y anti-inflamatoria.

Desde entonces el triple veneno de serpientes se ha empleado para la esclerosis múltiple, artritis, lupus, herpes, distrofia muscular, enfermedad de Parkinson, miastenia y esclerosis lateral amiotrófica[490]. No hay datos científicos que lo avalen, puede ser incluso peligroso, pero se puede comprar en farmacias alemanas (pidan Horvi MS) y algunos médicos de Florida siguen recetándolo (allí se llama Proven).

---

[i] Paracelso se llamaba en realidad Theophrastus Bombastus von Hohenheim. Era un médico y alquimista suizo (1493-1541) que viajó mucho porque le expulsaban de todas partes. Despreciaba a los médicos clásicos (Hipócrates, Galeno, Avicena) y creía que el hombre es un microcosmos integrador de todos los procesos, ritmos y fuerzas de la naturaleza.

LAS ABEJAS Y LA ESCLEROSIS MÚLTIPLE

A casi todos nos ha picado una abeja. Cuando esto ha ocurrido a un paciente con esclerosis múltiple, unos piensan que la picadura provocó la aparición de un brote y otros que mejoraron desde entonces. El veneno de abejas se sigue estudiando, pero no hay datos concluyentes.

LEVADURAS EN VENA

Hay preparados elaborados con tres especies de levaduras que algunos tienen el valor de inyectarse en vena, aunque suele darles un poco de fiebre. Dicen que aumentan sus defensas contra las infecciones y las reacciones alérgicas, y que les protege de la esclerosis múltiple. Nadie lo ha demostrado... todavía.

MADRES QUE ATACAN A SUS HIJOS

No hablamos del crimen de Medea[i]. Todas las madres atacan a sus hijos mientras los tienen en el útero, sencillamente porque su sistema inmunológico lo ve como un ser extraño. Para defenderse de la madre el hígado del pequeño secreta una proteína (la alfa-feto-proteína) que desmonta el acoso inmunológico materno.

La idea es buena: si esta proteína del feto le protege de los linfocitos y anticuerpos de su madre, puede funcionar en pacientes con esclerosis múltiple. Se está investigando.

---

[i] El peor crimen de una madre es hacer daño a los propios hijos para vengarse del marido que la abandona. Medea mató a sus hijos (Feres y Mérmero) porque Jasón se fue con la princesa Glauce.

LOS EMBARAZOS MEJORAN EL FUTURO

Lo que cambian las cosas: antes se recomendaba el aborto a las pacientes con esclerosis múltiple y ahora resulta que el embarazo beneficia a la larga.

Sabíamos que hay menos brotes durante la gestación y más en el puerperio (capítulo 6), pero faltaba valorar plazos más largos. El estudio más completo[456] analiza la evolución de las enfermas durante 25 años: las que no tuvieron hijos estaban a la larga más incapacitadas y había en ellas el triple de formas progresivas. Los embarazos pueden ser una inversión terapéutica para el futuro[224].

SALUD Y JUVENTUD CON FETOS

Es un mito antiguo: el viejo o enfermo obtiene la salud tomándola del joven y sano. Se pueden usar fetos humanos (con problemas éticos) o de ternera, cordero o cerdo.

Una clínica suiza se dedicó a inyectar a diversos enfermos un extracto fetal del órgano que tenía afectado: hígado fetal para los cirróticos, cerebro de feto para los que sufren esclerosis. El efecto fue el contrario: se les produjo una encefalitis alérgica experimental igual que cuando se les inyecta mielina a las ratas. Si es que era de sentido común.

INYECCIONES DE ALÉRGENOS

Cuando una persona tiene asma o alergia al polen, al polvo doméstico o a ciertos alimentos se le trata con pequeñas cantidades de esos mismos productos para que "se vaya acostumbrando". Es un mecanismo de "desensibilización", y se intenta que el individuo reaccione cada vez menos a lo que le produce la alergia (el alérgeno).

Algunos emplean estos tratamientos "desensibilizadores" en la esclerosis múltiple suponiendo que es una especie de "alergia" a factores ambientales. No se ha demostrado útil.

UN TRAJE ESPACIAL REFRIGERADO

Son trajes térmicos que imitan a los de los viajes espaciales y mantienen el cuerpo a baja temperatura. Los hay completos y otros sólo cubren el tronco y la cabeza. Su fundamento es conocido: los síntomas de la esclerosis múltiple mejoran con el frío y empeoran con el calor que hace que las fibras nerviosas dañadas conduzcan más lentamente.

Estos sistemas de microclima o enfriamiento personalizado han sido estudiados en un programa de la Asociación Americana de Esclerosis Múltiple (MSAA)[264,395]. Otras asociaciones (por ejemplo, Inside MS, de la National Multiple Sclerosis Society) los anuncian en sus revistas. Dicen que mejora la coordinación, la fatiga, la espasticidad y que aumenta el rendimiento global[i].

También hay otros trajes o chalecos de enfriamiento que son menos sofisticados que los "espaciales" pero mucho más baratos.

LAS BACTERIAS PROTEGEN DE LOS VIRUS

Los enemigos de mis enemigos son mis amigos. Las bacterias pueden hacernos daño, pero nos protegen de los virus, más peligrosos, sobre todo en el caso de la esclerosis múltiple. Ya hemos visto que se puede producir una enfermedad parecida, la encefalomielitis alérgica experimental en ratones; pues bien, si antes les hemos infectado con

---

[i] Si están interesados, consulten Internet (http://www.2bcool.com) o pidan información a Estados Unidos: Life Enhancement Technologies, Inc. Teléfono (800)779-6953, fax (560)568-5909.

tuberculosis o tosferina quedan protegidos y no les aparecen desmielinizaciones[292].

Algunas bacterias sirven de "sparring" o entrenamiento a nuestros linfocitos, fortalecen nuestros anticuerpos y evitan que aparezcan enfermedades autoinmunes. De hecho, los niños "pobres", en condiciones sanitarias precarias, tienen menos esclerosis múltiple.

TAI-CHI

El Tai-chi es un antiguo sistema chino de ejercicio meditado. Uno se concentra en realizar suaves movimientos diseñados para mantener la armonía entre el cuerpo y el alma. Lo pueden practicar todos, sea cual sea su edad o condición física, los ejercicios son seguros y pueden modificarse para hacerlos sentado. Se pueden aprender dando clases o, simplemente, con un video.

El Tai-chi disminuye el estrés y la fatiga, favorece la relajación muscular y mejora el equilibrio[158]. En el capítulo 18, una de nuestras pacientes relata lo bien que le va con el Tai-Chi).

VITAMINAS POR UN TUBO

Es la teoría de que la esclerosis múltiple está producida por la falta de una vitamina. Se han dado todas las vitaminas y muchos minerales a diferentes dosis y en las más variadas combinaciones. Sobre todo las vitaminas A y C que, en grandes dosis, pueden ser perjudiciales.

CUIDADO CON EL HIERRO

El hierro se acumula en el cerebro de pacientes con diversas enfermedades neurológicas y el patrón puede resultar característico de de procesos inflamatorios o de otra índole[482].

En el cerebro de los que mueren por esclerosis múltiple encontraron mucho hierro. Entonces en pacientes vivos analizaron su transferrina (la proteína que transporta el hierro en sangre) y comprobaron que estaba elevada, sobre todo en los que tenían más incapacidad[531].

ANTIBIÓTICOS DE AMPLIO ESPECTRO

Es la teoría de que la esclerosis múltiple está relacionada con una infección. Se utilizan la terramicina, la tetraciclina y otros antibióticos de amplio espectro (que son activos contra muy diferentes clases de bacterias). Y por si la causa es un hongo, otros dan nistatina, una sustancia que se emplea cuando esos organismos infectan la boca o la vagina. No sirve para nada.

SANGRE GITANA

La idea se le ocurrió a mi amigo Hyde[i] mientras contemplábamos la Alhambra granadina, rodeados de gitanas que intentaban vender flores o leer la mano *"Aquí podría estar el remedio de la esclerosis múltiple: sangre gitana"*.

Y justificó tan sorprendente hipótesis: *"En tu libro dices que esos pacientes llevan en el suero sustancias tóxicas para la mielina, y por*

---

[i] Mi amigo no quiere revelar su verdadero nombre. Nos conocemos de toda la vida; es un neurólogo ocurrente, heterodoxo y un punto diabólico; le llamaremos Hyde.

eso tratamos los brotes con plasmaféresis, o cambiando los anticuerpos del enfermo por los de donantes".

Sus ojos brillaron cuando me dió la clave, como el que cuenta un secreto: *"Sólo tienes que escoger los donantes. Los gitanos son inmunes a la enfermedad, pidámosles su sangre. Quizá esa universitaria de Harvard que pierde fuerza en las piernas mejoraría con dos o tres litros de sangre gitana".*

Súbitamente, mi amigo insistió en ir a su tasca preferida. Pidió una gran jarra de cerveza, aceitunas aliñadas y encendió un *"Camel"*. Nunca volvimos a comentar el tema.

ACUPUNTURA

Los chinos llevan 4.000 años utilizándola. Se clavan agujas en diferentes partes del cuerpo que se supone corresponden a la función de determinados órganos. En realidad producen una aferencia sensitiva a diversas zonas del sistema nervioso y se ha demostrado que se liberan sustancias como las endorfinas (una especie de "morfinas" naturales) que sirven para aliviar dolores o espasmos musculares. Pero no cura la esclerosis múltiple.

ESTIMULACIÓN DE LOS NERVIOS

Sería una variante de la acupuntura. En lugar de clavar agujas que excitan las fibras nerviosas cercanas, se estimula directamente el nervio colocando sobre la piel vecina unos electrodos y aplicando electricidad a dosis variables. Todavía no hay estudios controlados, pero es una forma de influir en el sistema nervioso que podría tener aplicaciones futuras en ésta u otras enfermedades.

MAGNETISMO PARA SOÑAR

En la esclerosis múltiple se alteran los sueños y la capacidad de recordarlos al despertar. Según algunos[463] aplicando campos electromagnéticos se sueña más y se recuerdan al despertar (además se mejoran otros síntomas de la enfermedad).

Dicen que incluso mejora la evolución de las formas crónicas progresivas[461,465,466]. La magnetoterapia actúa como lo harían repetidas estimulaciones eléctricas de alta frecuencia sobre las fibras nerviosas que hay bajo el campo que se aplica.

LA MODA DEL OXÍGENO A PRESIÓN

Las modas son mudables también en Medicina. El tratamiento de la esclerosis múltiple con oxígeno hiperbárico estuvo de moda en los años 80.

Consiste en dar oxígeno a mayor presión de la habitual para que penetre más en la sangre; esto sirve en algunos quemados, en el embolismo gaseoso (las cámaras de descompresión para buzos) o en pacientes con gangrena gaseosa (producida por gérmenes que no resisten el oxígeno).

En Estados Unidos, Inglaterra, Italia y Rusia lo usaron miles de personas con esclerosis múltiple. Hasta que seis estudios controlados, a doble ciego, hechos por separado, con ayuda de resonancia magnética demostraron que no había resultados.

ENTREGARÉ MI CUERPO A LOS PLACERES[i]

Placer y salud guardan una antigua relación que vieron los epicúreos y luego negaron estoicos y cristianos. Hoy día se renueva la idea de que para una buena salud es preciso tener tendencia al placer.

CORAZÓN DE VACA, PÁNCREAS DE CERDO

Se trocea el corazón de una vaca, se le pone a digerir con extracto de páncreas de cerdo y se añade agua. Así se obtenía una solución de proteínas que servía para cultivar determinadas bacterias. Pues hubo gente que le dió otro uso: se lo inyectaron en vena a pacientes con esclerosis múltiple, intentando curarlos. Unos empeoraron más y otros menos. Inaceptable.

EL ALCOHOL MULTIUSO

El octacosanol es un alcohol simple, de cadena larga, que se supone mejoraría la incorporación de los ácidos grasos a los lípidos de mielina.

Además de en la esclerosis múltiple se ha utilizado en la esclerosis lateral amiotrófica (enfermedad que no tiene nada que ver con la que nos ocupa), miastenia, distrofias musculares, dermatomiositis, parálisis cerebral y otros procesos. No hay datos objetivos a su favor.

---

[i] *Entregaré mi cuerpo a los placeres, /a los goces soñados, / a las grandes audacias de los deseos eróticos, / a los lascivos ardores de mi sangre, / sin ningún temor....* Los versos son de Cavafis y definen la doctrina de Epicuro que, por cierto, no era tan depravada como se piensa.

LA MÉDULA ELECTRÓNICA

Se han desarrollado estimuladores eléctricos de la médula espinal que se usan contra la espasticidad y la incontinencia. Nos lo cuenta López del Val en el capítulo 20.

LA PRIMERA LECHE DE LA HEMBRA PARIDA

La primera leche de una hembra recién parida se llama calostro[70] y aporta defensas al recién nacido. La leche de vaca lleva más anticuerpos que la leche de mujer porque la placenta del ganado no se deja atravesar por ellos y tiene que darlos todos cuando el ternerillo ha nacido.

El calostro de una vaca se puede hacer más rico en defensas si se le ha vacunado contra diversos virus mientras estaba preñada.

Cuando pare el animal se le extrae la primera leche, se congela y luego se da a enfermos con esclerosis múltiple[i]. Se han hecho estudios en Japón y Estados Unidos, pero los controles han sido deficitarios y las conclusiones inseguras[490].

ESPIRULINA

La espirulina es un alga. La consumen mucho los habitantes de los Cárpatos en Ucrania y parece que en esas zonas los periodos de remisión de la enfermedad son más prolongados[62].

---

[i] Los anticuerpos del calostro de vaca son asimilados por los terneros, pero es poco probable que puedan asimilarse por una persona porque se descomponen en el estómago.

UTOPÍAS Y QUIMERAS

Son intentos de tratamientos sin base real. Lo utópico es lo que se supone que llegará pero en realidad no está en ninguna parte (*u-topos*: que no está en ningún lugar). Se llama quimérico[i] a elementos vivos que no existen realmente. Como algunos tratamientos a los que se supone un beneficio nunca demostrado:

Enzimas proteolíticos: una mezcla de enzimas digestivos (pancreatina, quimotripsina y otros) inyectados en vena.

Procaína: un anestésico local que se inyecta para cirugía local o se aplica en crema para las quemaduras del sol. Se ha utilizado en cápsulas para la esclerosis múltiple y para mejorar las funciones mentales y físicas.

Los ultrasonidos son un método diagnóstico muy extendido para estudiar arterias, el abdomen o para seguir un embarazo. Algunos aplican repetidamente sonidos de alta frecuencia sobre la columna intentando mejorar la esclerosis múltiple.

QUITAR EL ÚTERO

A algunas pacientes de esclerosis múltiple se les ha extirpado el útero para modificar su situación hormonal y por tanto su sistema inmune. Tiene los riesgos de una intervención quirúrgica mayor y no ha servido para nada.

---

[i] **Quimérico** designa algo que no existe. En mitología, **quimera** es un ser con cabeza de león, cuerpo de gato y cola de serpiente. En botánica, las **quimeras** son formaciones "monstruosas", híbridos de dos especies vegetales que surgen entre patrón e injerto. Si en su césped planta un almendro (que se estropea con mucha agua) injértelo sobre pie de ciruelo (resiste humedad). En la unión entre ciruelo y almendro verá pequeñas hojas "deformadas" al mezclarse ambas especies: eso son las **quimeras**.

EL ANTÍDOTO SE LLAMA QUELANTE

En los cuentos, cuando una persona toma veneno se supone que existe un antídoto, una sustancia que si se le da pronto es capaz de retirar de la sangre el tóxico.

En Medicina hay verdaderos antídotos que se llaman quelantes. Si alguien se ha envenenado con plomo su sangre está llena de este metal. Se le da un quelante, que es una sustancia que se combina con los metales, luego se elimina y el paciente queda "desintoxicado".

Algunos suponen que la esclerosis múltiple se produce por tóxicos e intentan eliminarlos dando quelantes como el EDTA (etil-diamina del ácido tetra-acético), de modo aislado o combinando varios[490], como en la mezcla comercializada como Rodilemid en Rumanía. Además de caros pueden resultar mortales si se usan mal.

REVITALIZARSE CON ANTICUERPOS DE CONEJO

El timo, la médula ósea, el bazo y la placenta son tejidos que, de un modo u otro, intervienen en aspectos inmunológicos. Un científico ruso hizo una mezcla con todos ellos, los inyectó en conejos y obtuvo "anticuerpos contra tejidos inmunológicos". Luego los daba a personas en pequeñas y repetidas dosis y decía que se estimulaban sus defensas.

Era una "revitalización inmunobiológica" que se ha intentado aprovechar en pacientes con alergias o cancer, como afrodisíaco y para prolongar la vida. También se usó en esclerosis múltiple (hay un estudio a finales de los años setenta). Además de no servir, cuesta mucho dinero.

INYECTARSE LAS PROPIAS BACTERIAS

Hablamos de vacunas autógenas. Siguiendo la vieja teoría de que algunas enfermedades son reacciones alérgicas a los gérmenes del propio cuerpo, se toman bacterias del paciente, se hacen crecer y luego se le inyectan como vacunas. El tratamiento tiene base real: las bacterias o sus derivados influyen en la producción de interferón, pero al no haber control de lo que está pasando (no se ha comercializado) puede resultar peligroso[490].

PROVOCAR AL ENEMIGO

Proneut: una combinación de histamina con vacunas del sarampión y de la gripe. Es un tratamiento de "provocación-neutralización" que usa tres componentes que se supone causan esclerosis múltiple.

FORTALECER EL TEJIDO CONJUNTIVO

Los veterinarios usan ciertas enzimas[i] en inflamaciones crónicas de animales para fortalecer el tejido conjuntivo, y algunos lo han usado en curas contra el envejecimiento. En un estudio de 200 pacientes con esclerosis múltiple se hablaba de mejorías pero no se objetivaron bien los datos; al menos no hubo efectos tóxicos[490].

UN LINIMENTO BARATO Y SIN RECETA

Con poco dinero y sin receta podemos comprar un linimento que se llama dimetil-sulfóxido. Se absorbe rápido por la piel y con unas friegas se alivian los calambres, las contracturas musculares y los

---

[i] La superóxido-dismutasa es un enzima metalo-proteico que neutraliza los radicales libres de oxígeno (superóxidos) combinándose con ellos.

dolores de las articulaciones. En animales tiene efecto inmunosupresor, y se están haciendo ensayos para comprobar si funciona en enfermedades autoinmunes. Se puede usar a través de la piel (como linimento), por boca o inyectándolo. En humanos no se ha empleado y no se conocen los riesgos.

INJERTOS DE CEREBRO DE CERDO

Sólo la desesperación o la mala información explicarían estas cosas. Treinta y ocho alemanes con esclerosis pagaron para que les implantasen en su vientre un trozo de cerebro de cerdo. Este injerto de un cuerpo extraño tiene imprevisibles consecuencias inmunológicas.

Dos sufrieron serias complicaciones y uno murió. En otro transplantado se produjo una poliradiculoneuritis y se demostró que estaba sensibililizado a gangliósidos cerebrales[260].

EL OZONO COMO BÁLSAMO DE FIERABRÁS

Una especie de curalotodo, como el bálsamo de Fierabrás, pero tantos milagros a la vez no resulta creíble. En Grecia utilizan el Alfasal, un producto que contiene ozono, obtenido por electrolisis de una solución salina. Lo dan por boca o lo inyectan para la esclerosis múltiple, la artritis, el cancer y otras cincuenta enfermedades. Demasiado para ser creíble.

ALGUNAS ALTERNATIVAS FUNCIONAN

Una terapias alternativas sirven, otras no, y otras pueden perjudicar. Se ha realizado un estudio para objetivar su utilidad global[130] y se ha demostrado su eficacia: los pacientes que, además del tratamiento médico ortodoxo siguen uno o más métodos alternativos tienen síntomas menos severos, mejor capacidad funcional y calidad de vida.

DESENMASCARAR A LOS EMBAUCADORES

Hay tratamientos alternativos costosos, ineficaces e incluso peligrosos. Es muy fácil despertar falsas esperanzas en personas con problemas crónicos y algunos se aprovechan. La Sociedad Nacional de Esclerosis Múltiple (americana) da claves para descubrir a los estafadores.

Se debe sospechar fraude cuando: se anuncia una "cura" de la esclerosis, hay que pagar por adelantado, se trata de una fórmula secreta, el "sanador" no quiere que le pregunten al médico habitual, se comercializa por teléfono o correo directo, o se aportan testimonios de "clientes satisfechos" con poca identificación[158].

LOS LINFOCITOS DE HERNÁN CORTÉS

Hernán Cortés tenía muchos y potentes linfocitos, al igual que sus soldados. Un puñado de hombres conquistó el Imperio azteca aprovechándose de su inmunidad a las enfermedades que ellos transmitían.

"Los conquistadores españoles que invadieron las Américas eran supermanes inmunológicos. Venían de una selección natural, darwiniana, porque en los puertos españoles del Mediterráneo y del Atlántico se cruzaban gentes y gérmenes de Europa, África, Asia y América, y las infecciones infantiles y juveniles hacían estragos. Los marinos españoles eran supervivientes que habían desarrollado un sistema inmune potentísimo. Esa fue su enorme ventaja sobre los indígenas americanos, inmunológicamente indefensos".

Este párrafo es de un libro de historia de la Medicina[408] que me regaló en su última visita mi amigo Hyde (el heterodoxo neurólogo del que antes hablé). Me lo leyó en voz alta y lo relacionó con los fallos del sistema inmune en la esclerosis múltiple.

Luego, imaginó una historia escandinava que termina en África y, tal como me la contó, la escribo.

SIGRID VIAJA A MADAGASGAR

Sigrid nació en Estocolmo y estaba predispuesta genéticamente a sufrir esclerosis múltiple, como su hermana mayor y la abuela. Su padre era médico y deció cambiar de vida. Se inscribió en una ONG (Organización No Gubernamental) y toda la familia emigró a Madagascar.

Sigrid tenía sólo un año cuando llegaron al poblado. Allí sufrió muchas infecciones infantiles que ya estaban erradicadas en Suecia; el alojamiento era bastante más sucio que el inmaculado piso del que venían y los alimentos que tomaba no estaban higienizados ni llevaban fecha de caducidad. A los pocos años subía a los árboles y participaba en excursiones por la selva; con frecuencia se hacía pequeñas heridas y no siempre se las desinfectaban.

Durante toda la infancia, sus leucocitos y anticuerpos se habían reforzado al enfrentarse con situaciones inéditas en su país de origen. Desde muy pequeña había hecho un entrenamiento de su sistema inmune y, por eso, Sigrid no tendrá nunca esclerosis múltiple.

F19

19. Hablan los pacientes

Los médicos les vemos como pacientes, pero ellos no se ven así. El paciente con esclerosis múltiple ha tardado en saber que así se llama su enfermedad. Este hombre o esta mujer empezaron a perder visión o a tener una serie de molestias y fueron al especialista a le confirmase el diagnóstico que ya había hecho su médico de cabecera.

LA INTRUSA

Ahora siente que una intrusa ha llegado a su vida. Si estaba tan bien con mi trabajo, con mi familia, con mis amigos, se dice. ¿Qué es esto que me pasa ahora? ¿Cuánto va a durar? Seguro que cuando me tome el tratamiento unos cuantos meses me voy a curar. Pero resulta que el intruso sigue, que la enfermedad invade cada vez más parcelas de su existencia, que tiene que esconderse de sus compañeros.

DEL *KIRIELEISÓN* AL GRITO DE ORESTES

Resignación o desesperación ante la enfermedad. Son las formas extremas de afrontar el cruel diagnóstico. Unos entonan el **kirieleisón**[i] **kirieleisón**[i] (*"Señor, apiádate de mí"*) y se autocompadecen. Otros no no admiten su infortunio y culpan al destino; es el grito desesperado de Orestes rebelándose ante el castigo divino: *"Dioses, si existís, ¿en qué empleáis el tiempo?"*. Culpan a los dioses, a los que rigen los destinos de los hombres, de esta desgracia que les han enviado. ¿Por

---

[i] **Kirieleisón** es una imploración a Dios al principio de la misa, tomada del griego: *Kýrie eléeson*, que significa "Señor, apiádate".

qué yo? ¿No hay justicia divina para evitar que precisamente yo el afectado? Entre estos extremos, resignación y desesperación, los pacientes muestran todos los grados de respuesta.

SE ASUME EL PROBLEMA

En un momento dado todos saben ya que tiene esclerosis múltiple. Empezarán a darle consejos, unos a animarle y otros a contarle -consciente o inconscientemente- lo mal que está Fulanito que tiene lo mismo. Los suplementos de la prensa tienen de vez en cuando artículos sobre la enfermedad que leerá con avidez y no siempre entenderá. En ocasiones, una noticia sensacionalista sobre un nuevo tratamiento le hará llamar urgentemente a su médico para preguntarle si a él se le puede aplicar. Otras veces llega el desánimo: sigo igual o peor que antes, se me nota al andar, ya no puedo salir con los mismos amigos, me miran raro cuando tiemblo. A temporadas se anima: el último tratamiento ha dado resultado, hace más de un año que no tengo brotes. ¿Me habré curado?

ATRÉVETE A SABER

¿Debe el paciente saber mucho sobre su enfermedad? Con pocas excepciones (los hipocondriacos), conocer bien la enfermedad no sólo no es malo, sino beneficioso. La mayoría son jóvenes e inteligentes y pueden sacar mucho partido si saben cómo se lesiona su cerebro, cómo actúan los medicamentos o las posibles complicaciones.

Hay excelentes guías por las que puede conocerse ésta u otras enfermedades, en español, o en inglés. Siempre insistiremos en que, caso de duda, consulten con su médico general o con el especialista, pero hay que alentarles a no temer al conocimiento: *"Sapere aude"* (atrévete a saber) que decía el clásico

¿COMO SE SIENTEN REALMENTE LOS PACIENTES?

Aunque llevemos muchos años dedicados a la esclerosis múltiple nos falta por conocer esa percepción íntima, esa interiorización del trastorno que no se aprende en publicaciones ni congresos y que sólo un paciente con la suficiente sensibilidad puede comunicar. Con el mayor respeto por el dolor ajeno, pero sin falsos remilgos, transcribo aquí varios ejemplos que nos ayudan a conocer cómo se siente por dentro.

LAS GUERRAS CON MI VEJIGA
Gmarc[i]

A ver si te parecen familiares estas escenas. Vas conduciendo tu automóvil para llegar al trabajo y sientes que tienes que orinar inmediatamente. Aceleras, te saltas las señales de "stop" y mientras tanto mantienes cruzadas las piernas apretándolas tan fuertemente como puedes. Lo haces también en el aparcamiento y corres hacia el cuarto de baño mientras sientes que estás a punto de estallar, te quitas la ropa tirándola al suelo y... NADA. Tu urgente necesidad de orinar ha desaparecido.

O... Has ido al baño para orinar. Tus amigos te están esperando en la puerta para iros juntos a un espectáculo y ya falta muy poco para que empiece. Acabas de cerrar la puerta cuando te vuelven las ganas de orinar y tienes que regresar al baño. Finalmente, sales y ya estás preparado para que os vayáis, salís paseando y mientras estás disculpándote con los compañeros por haberlos retrasado sientes que tienes que ir otra vez al servicio. "Hasta luego muchachos, os veré en el teatro".

---

[i] En el primer capítulo ya cité a Gmarc. Es el nombre supuesto de un paciente de esclerosis múltiple que también es médico; esa doble condición unida a su fina ironía y capacidad de comunicación le permite expresar claramente las situaciones que se le presentan. Las pueden localizar en Internet a través de http://aspin.asu.edu

O... Es hora de acostarse y estás muy cansado. No dormiste bien la noche anterior y eso ha afectado tu marcha durante todo el día. Así es que esta noche vas a dormir bien. Después de cepillarte los dientes, orinas y te vas a la cama. Lo siguiente ya lo sabes: son las tres de la madrugada y te despiertas, y otra vez tienes que levantarte a orinar. Ahora ya no es tan fácil volver a dormirse y sabes que mañana por la mañana estarás tan mal como el día anterior.

MARITA ENCONTRÓ EL TAI-CHI

Marita era paciente mía y, por diversas razones, le perdí la pista. Después de quince años, volví a verla, muy recuperada. Y me contó su historia.

Yo sólo sé que hace veinte años, ahora tengo 48, me dijeron que comprara una silla de ruedas y que hace un año y medio tiré las muletas a la basura para comprarme un bastón ligero. Si sigo así también voy a cambiar el bastón por algo más deportivo.

Descubrí el Tai Chi Chuan por casualidad gracias a la recomendación de una amiga enfermera que pensaba que a lo mejor me podría ayudar. Tuve que realizar las primeras clases sentada porque las piernas no me respondían para nada y mi profesora estaba muy pendiente de mí por si me caía de la silla. Las clases las empecé con un grupo de principiantes que también es un aliciente y ahora, modestia aparte, soy la más avanzada de mis compañeros que más de una vez me toman como ejemplo a seguir. Empezamos con los automasajes, mentalización y canalización de energía que los chinos llaman "Chi Kung".

Los ejercicios, o "formas", del Tai Chi no son nada fáciles y necesitan mucha concentración y dedicación. Es algo que hay que practicar necesariamente todos los días aunque sea un poquito. Pero esto es fácil porque el resultado es apreciable; además el saber que YO estoy tomando cartas en la solución de mi "problema" es una sensación muy reconfortante. El grupo que hemos formado alrededor de nuestra profesora, junto con otros alumnos de ella, se reúne tres o cuatro veces al año durante cuatro días en sitios alejados de las ciudades para practicar el Tai Chi juntos y seguir aprendiendo los unos de los otros.

Estoy convencida de que mi cuerpo está combatiendo la esclerosis múltiple de tal manera que, si bien no volveré a bailar el cancán, sé que podré llevar una vida prácticamente normal. Y no pienso invertir en una silla de ruedas.

INTUICIÓN DE MADRE

Lo cuentan las madres espontáneamente: yo creo que la enfermedad le viene a mi hijo (o a mi hija) de esto o aquéllo. La intuición de la mujer, y más desde la condición de madre, es una vía de conocimiento no despreciable para desvelar algunos secretos. Y para encontrar la solución de la esclerosis múltiple, cualquier sugerencia, fundada o no, puede orientarnos un día a descubrir la clave.

LA COLMENA DEL ABUELO
Cuando tenía nueve años fueron a ver la colmena del abuelo y le picaron muchas abejas. ¿No le vendrá de ahí?

Pues no podemos asegurarlo. Pero esa madre sin conocimientos médicos había intuído lo mismo que ahora algunos están investigando en un importante proyecto de la

LAS INYECCIONES PARA CRECER
Yo estoy segura de que fueron esas malditas inyecciones que le pusieron para crecer.

Eso decía la madre de una niña bajita a la que el endocrinólogo le prescribió somotostatina (hormona de crecimiento) inyectable. Un año después desarrolló una forma rara de esclerosis múltiple, con evolución crónica primaria en una niña de 10 años.

F20

20. Hablan los médicos

Todos tienen algo que ver (y mucho) con la esclerosis múltiple. Unos se dedican preferentemente a la investigación básica, otros a la docencia y otros (la mayoría) a labores clínicas en distintas especialidades: Neurología, Oftalmología o Psiquiatría. Cada cual responde una pregunta desde su perspectiva personal, con la autoridad que da el conocimiento y la propia experiencia.

¿QUÉ ES LA MIELINA?

José Mª Peinado Herreros[i].

En el sistema nervioso, clásicamente se ha distinguido entre la sustancia blanca (que contiene los axones "mielinizados", las células gliales y capilares) y la sustancia gris .(con predominio de los cuerpos de las neuronas y sus arborizaciones dendríticas).

La mielina es el principal componente de las llamadas vainas de mielina. En el Sistema Nervioso Central las vainas están formadas por los oliogodendrocitos y en el Sistema Nervioso Periférico por las células de Schwann. Estas vainas se sitúan rodeando a segmentos de los axones neuronales, modificando considerablemente las propiedades de conducción del impulso nervioso de la membrana de estos axones.

Estas cubiertas, que como el aislante de plástico de los cables eléctricos, rodean el axon, a diferencia de éstos, no lo hacen en una lámina

---

[i] José María Peinado es Profesor Titular de Bioquímica en la Facultad de Medicina de Granada. Docente e investigador en campos básicos del sistema nervioso también pertenece al Instituto de Neurociencias del que fue fundador y director.

continuada, sino que se interrumpen periódicamente, dejando zonas libres de mielina, fragmentos de axones desnudos que se denominan nódulos de Ranvier. Entre nódulo y nódulo una célula de Schwann o un oligodendrocito forma una vaina de mielina. Las vainas de mielina, aumentan considerablemente el grosor de la membrana del axón, incrementando por tanto su resistencia a la corriente eléctrica. Esto hace que la conducción del impulso nervioso se dé en las zonas de baja resistencia libres de mielina, los nódulos de Ranvier, viajando a lo largo del axón a modo de saltos entre nódulo y nódulo, originando la denominada conducción saltatoria, mucho más rápida y eficaz que la que se produce en los axones desmielinizados.

La mielinización ha sido un factor fundamental para aumentar la velocidad de conducción de las fibras nerviosas. La otra estrategia evolutiva empleada para aumentar la velocidad de conducción es el incremento del diámetro del axon. Un axón mielinizado ocupa 1/100 del volumen de un axon no mielinizado que conduzca a la misma velocidad. Considerando la cantidad de axones mielinizados que hay en el cerebro, su volumen tendría que aumentar más de 10 veces para conducir los impulsos nerviosos a igual velocidad que sin mielina.

Las vainas de mielina se estructuran por la aposición de membranas de oligodentrocitos o de células de Schwann sin citoplasma, como si la membrana del axon se rodease de muchas otras capas de membranas.

Pero, ¿qué es una membrana celular?. Una membrana celular está constituída por una doble capa de lípidos, en la que se integran proteínas. La composición molecular de estas vainas de mielina es de un 30% de proteínas y un 70% de lípidos, de los cuáles casi un 25% son cerebrosidos y otro 25% colesterol. El resto son otros lípidos, también de naturaleza polar, entre los que la llamada esfingomielina no es más de un 10%.

EL OFTALMÓLOGO ANTE LA NEURITIS ÓPTICA
Daniel Serrano[i]

---

[i] Daniel Serrano es Jefe del Servicio de Oftalmología del Hospital Clínico de Granada.

Cuando un paciente descubre que su agudeza visual ha disminuído bruscamente siempre lo imputa al órgano receptor periférico (el globo ocular) y se dirige al oftalmólogo. El paciente no sabe que el órgano visual está formado, no sólo por el ojo (el receptor) sino también por la vía óptica (que transporta la información) y la corteza occipital (que interpreta lo que ve). Del globo ocular se ocupa el oftalmólogo mientras que del resto del sistema visual se encarga el neurólogo.

Cuando un oftalmólogo se enfrenta a una neuritis óptica, el primer problema que se le plantea es el diagnóstico diferencial con una neuropatía óptica isquémica. Pero aunque las consecuencias para la visión sean parecidas, el pronóstico es distinto según se trata de uno u otro proceso. Por ello, y porque las neuritis son la expresión de un proceso general más importante (desmielinizante) es por lo que deben ser derivadas al neurólogo (además de corregir los factores de riesgo de procesos isquémicos locales, principalemente hipertensión arterial).

El oftalmólogo cumple el papel fundamental de servir de indicador al neurólogo en la evolución del proceso neurítico (determinación y evaluación del campo visual, la agudeza visual y los reflejos pupilares). A través de los datos de la exploración del oftalmólogo, el neurólogo podrá modular la terapia a seguir en cada caso.

¿ MIS PROBLEMAS DE ORINA SON POR LA EM?
Juan Andrés Burguera Hernández[i]

Entre un 60 a 80 % de los pacientes con Esclerosis Múltiple presentan trastornos miccionales en un momento dado de su evolución. En uno de cada diez están presentes en el momento de su primer brote y en uno de cada cien los síntomas urinarios aislados constituyen el primer brote. La progresión de la afectación neurológica se asocia con un mayor deterioro de la función vésico-esfinteriana.

Ello es debido a la localización y extensión de las lesiones desmielinizantes

---

[i]   Juan Andrés Burguera coordina la Unidad de Movimientos Anormales del Hospital La Fe de Valencia y tiene diversas publicaciones sobre problemas urinarios en la esclerosis múltiple.

que interrumpen las conexiones del cerebro y médula espinal con la vejiga que regulan el control voluntario de la misma, alterando las funciones de almacenamiento y vaciado de la orina. Los síntomas pueden ser irritativos y obstructivos. Los síntomas irritativos más frecuentes son la urgencia miccional, el aumento de las micciones, la incontinencia urinaria, las molestias a nivel de la vejiga y uretra, los deseos de orinar constantes. Los obstructivos son la dificultad para iniciar la micción, chorro débil, goteo postmiccional, interrupción de la micción, retención urinaria y nicturia. En un 18 a 52 de los pacientes existe una combinación de ambas sintomatología.

Estos trastornos miccionales pueden condicionar el pronóstico a largo plazo de la enfermedad por la aparición de complicaciones infecciosas y renales. Además afectan de forma significativa la calidad de vida y autoestima al limitar la actividad laboral y social. Existen medios adecuados para diagnosticar correctamente estos trastornos que casi siempre son tratables y, en ocasiones, curables.

¿ES NECESARIA LA PUNCIÓN LUMBAR?
Miguel Guerrero Fernández[i].

Sí que es necesaria, porque permite analizar el líquido cefalo-raquídeo, la única forma de conocer que está ocurriendo en el sistema nervioso central (cerebro y médula espinal). Cuando pensamos que una persona tiene anemia solicitamos un hemograma, cuando un bronquítico se asfixia en Urgencias pinchamos su arteria radial para medir el oxígeno que lleva, y cuando se sospecha úlcera gástrica se hace una endoscopia (las populares "gomas") para confirmar el diagnóstico. Cualquiera de las dos últimas pruebas es más molesta que realizar una punción lumbar para examinar el líquido cefaloraquídeo (LCR).

Es de gran transcendencia diagnosticar esclerosis múltiple y pronosticar la forma en que evolucionará el enfermo. Los síntomas de inicio pueden no ser típicos, o el estudio de resonancia magnética ser normal (en caso de brotes de localización medular), o los potenciales evocados no mostrar alteraciones. En

---

[i] Miguel Guerrero es respondable de la Unidad de Esclerosis múltiple del Servicio de Neurología del Hospital Clínico de Granada.

estos casos es imprescindible el examen del LCR que revela las alteraciones de linfocitos o inmunoglobulinas, ayuda a la investigación y, sobre todo, sirve para confirmar el diagnóstico.

La punción lumbar indicada y realizada por un neurólogo experto tiene escasos riesgos y apenas si resulta molesta, sobre todo con anestesia local (algunos pacientes dicen "ni me he enterado de la punción", una vez realizada). Sin embargo ¿por qué tiene tan mala fama entre los enfermos?. Probablemente se asocia con enfermedades que antiguamente eran graves o invalidantes (meningitis, sífilis) y antes se hacía sin control previo de scanner por lo que, en casos de tumores había riesgo de enclavamiento. Actualmente, con los estudios de visualización del cerebro de que disponemos esa complicación es altamente improbable. Algunos enfermos, después de la punción presentan, un dolor de cabeza, que de forma características aparece cuando se ponen en pie o llevan un rato sentados y que se quita por completo tras tumbarse en la cama, haciendo reposo y bebiendo muchos líquidos durante algunos días. Este tipo de dolor de cabeza, denominado cefalea por hipotensión del LCR, si se produce, es totalmente benigno y no deja secuela alguna. Destruyamos pues la leyenda negra de las punciones lumbares: no es tan peligrosa, ni tampoco tan molesta como otras pruebas que se hacen de rutina en nuestros hospitales.

¿HAY UNA PERSONALIDAD TÍPICA DE LA EM?
José Luis Jiménez Bullejos[i]

Los pacientes de esclerosis múltiple se relacionan de una forma particular en la consulta psiquiátrica. Parece como si hubiera una disociación entre lo verbal y lo emocional, entre lo que expresan y lo que sienten. Están cercanos a lo que Liberman llama personalidades que usan una técnica de relación conversiva (o infantil).

Para estos enfermos, el síndrome somático constituye a la vez pesimismo, sentimiento y acción. Saben mucho de su "enfermedad", de su diagnóstico, de los brotes, de pastillas e inyecciones... pero poco o nada de sí mismos; y

---

[i] José Luis Jiménez Bullejos (Unidad Docente de Psiquiatría de la CS Virgen de las Nieves) tiene experiencia en el seguimiento psicológico de pacientes de esclerosis múltiple.

tampoco parece que les interese. Producen una particular contratransferencia en el psiquiatra, algo así como si los movimientos emocionales del discurso carecieran de significabilidad, de modo que se produce una "des-afectización" en la relación con el otro; en lo psicológico, se traduce en "un diálogo de libro".

En un momento dado, los pacientes de esclerosis presentan síntomas depresivos. Es entonces, creemos, cuando se puede aprovechar para intentar que conecten más con su mundo interno, que se hagan algo más introspectivos. Si lo conseguimos, aprenderían a conocerse mejor; aunque en principio el proceso no sea placentero les beneficiaría vivirlo de una forma más analítica y enriquecedora.

¿SIRVE LA ESTIMULACIÓN ELÉCTRICA DE LA MÉDULA?

Luis Javier López del Val[i]

Es evidente que la estimulación eléctrica epidural no cura la enfermedad, pero sin duda es una alternativa terapéutica más con la que podemos contar en el tratamiento sintomático de la misma. La neuroestimulación eléctrica epidural, consigue importantes mejorías en la espasticidad de miembros inferiores, mejorando secun-dariamente la marcha del paciente y permitiendo una mejor movilización; de forma simultánea mejora la vejiga hiperrefléxica, aumentando la capacidad residual, y disminuyendo las contracciones no inhibidas que producen la incontinencia (2).

La técnica es relativamente sencilla pues con el enfermo despierto, en decubito prono y a través de una punción lumbar, se introduce bajo control radioscópico, un cable que finaliza en cuatro polos (tetrapolar) u ocho polos (octopolar), en el espacio epidural, aproximadamente a nivel de D9-D10 (por encima del circuito miccional dorsal). El extremo distal del cable, se tuneliza por debajo de la piel hasta la fosa lumbar o hasta la fosa ilíaca, donde se conecta al generador eléctrico. Habitualmente esto se hace en dos

[i] Lus Javier López del Val (Servicio de Neurología, Hospital Clínico Universitario de Zaragoza) tiene experiencia en el uso de estimuladores nerviosos del sistema nervioso central.

tiempos, dejando al paciente con una estimulación externa unos días, para valorar la respuesta, y en un segundo tiempo se realiza la tunelización y la conexión al generador definitiva.

Es importante destacar la ausencia de complicaciones atribuibles al neuroestimulador, en los más de 40 pacientes de esclerosis múltiple que hemos tratado. Por supuesto que todos nuestros enfermos han ido empeorando con el tiempo, ya que la evolución de la enfermedad no cambia con la estimulación; pero la calidad de la mejoría obtenida, hace que siga considerándose como una excelente alternativa en el tratamiento sintomático de las complicaciones, sobre todo en pacientes que muestran una aceptable estabilidad clínica .

¿CÓMO SE ENSEÑA LA ESCLEROSIS MÚLTIPLE EN LA UNIVERSIDAD?
Alfonso Castro García

Desde siempre la enseñanza de la Neurología en la Universidad estuvo y sigue estando a cargo de los internistas, y por tanto la esclerosis múltiple, en la mayoría de las Facultades de Medicina de este país sigue siendo explicada por los mismos. Baste decir que en la actualidad son muy pocos los profesores de Neurología que imparten la disciplina. En concreto solo hay seis Catedráticos y pocos más Profesores Titulares de Neurología.

Es obvio que el capítulo de enfermedades desmielinizantes está siendo explicado en la mayoría de los casos por profesores que no tratan habitualmente y no conocen en profundidad a los pacientes con esclerosis múltiple.

F21

21. Cualquier tiempo futuro será mejor

La técnica y la ciencia avanzan tan rápido que cualquier tiempo futuro será mejor para los que de ella dependen. En los dos últimos años se han extendido eficaces tratamientos para la esclerosis múltiple: interferones, copolímeros, factores de crecimiento, etc. Ya es una enfermedad "tratable" y, lo más importante, se han abierto nuevos caminos que generan optimismo sobre progresos muy próximos[341].

HABRÁ UNA CURA, Y TODOS LO SABREMOS

El paciente debe estar informado de los avances científicos y, si lo desea, de los tratamientos alternativos. Pero no debe obsesionarse con la información, porque cuando haya un tratamiento eficaz para la esclerosis múltiple la repercusión social será enorme.

Habrá una cura y todos lo sabremos. Los medios de comunicación (prensa, radio, TV, Internet) lo difundirán en seguida por todo el mundo. Y esperamos que ocurra pronto.

TAMBIÉN OTROS SE APROVECHARÁN

Es tanto lo que se está invirtiendo en investigar la esclerosis múltiple que ha despertado la esperanza de pacientes con otras enfermedades similares por ser también de base autoinmune. Los descubrimientos en patogenia y tratamiento de la esclerosis múltiple son seguidos con ilusión por personas con artritis reumatoide, diabetes y otras[433].

¿CÓMO PROGRESA LA CIENCIA?

Ahora mismo los investigadores de esclerosis múltiple trabajan sobre unos supuestos: daño a la mielina, autoinmunidad, cromosoma 6, interferón, etc. En un momento dado, alguno de estos fundamentos científicos puede reinterpretarse, o aparecer otro que nuevo que explique cuestiones hasta ahora incomprensibles, abriendo nuevos caminos para el tratamiento. Sería una "revolución científica", en el sentido que las define Kuhn[266]:

"Para poder descubrir algo primero hay que percibir una anomalía; después, ver si nuestros conceptos y procedimientos basados en ellos pueden resolver el enigma; y, finalmente, si éstos no lo permiten, entonces buscar otros que puedan hacerlo".

Este **cambio** representa la revolución científica y es el núcleo central de una teoría sobre el progreso de la ciencia.

ESPERANZA EN LA ESPERA

Llegamos al final de un libro que no debiera acabar. Cada día aparecen nuevos datos, nuevos fármacos, nuevas expectativas en esta enfermedad. Un día conoceremos la verdad de la esclerosis múltiple, y puede que nos resulte inesperada, sorprendente.

En próximas ediciones intentaremos resumir y divulgar los avances científicos que se vayan produciendo. Y quiero añadir las opiniones al respecto de los pacientes y de sus familiares. Yo he aprendido mucho de ellos, directamente y a través de Internet. Cualquier aportación puede resultar útil pues, en una enfermedad con tantos misterios por resolver, la solución puede llegar por un camino insospechado.

Imaginación. Hace falta mucha imaginación para combatir la esclerosis múltiple. Yo pido al lector su colaboración: remítame a la dirección electrónica que abajo indico cualquier dato o hipótesis sobre la enfermedad que considere interesante; y, si lo estima oportuno, críticas o posibilidades de mejora de sucesivas ediciones del libro. Gracias.

info@neuroconsulta.com

BIBLIOGRAFÍA

1. Abramsky O, Lehmann D, Karussis D. Immunomodulation with linomide: possible novel therapy for multiple sclerosis. Mult Scler 1996; 2: 206-210.

2. Achiron A, Gabbay U, Gilad R, Hassin Baer S, Barak Y, Gornish M, Elizur A, Goldhammer Y, Sarova Pinhas I. Intravenous immunoglobulin treatment in multiple sclerosis. Effect on relapses. Neurology 1998; 50: 398-402

3. Adams RD, Victor M. Principles of Neurology. McGraw-Hill, New York 1995.

4. Agranoff BW, Goldberg D. Diet and the geographical distribution of multiple sclerosis. Lancet 1974; ii: 1061-1066.

5. Alaev BA, Aslanov AM. [Familial cases of multiple sclerosis when siblings reside in different climato-geographical zones]. O semeinykh sluchaiakh rasseiannogo skleroza pri prozhivanii sibsov v raznykh klimatogeograficheskikh regionakh. Zh Nevropatol Psikhiatr Im S S Korsakova 1987; 87:370-373.

6. Albiac G. Mentes sifilíticas. El Mundo, 20/10/97.

7. Al-Din AS. Multiple sclerosis in Kuwait: clinical and epidemiological study. J Neurol Neurosurg Psychiatry 1986; 49:928-931.

8. Al-Din AS, Khogali M, Poser CM, al-Nassar KE, Shakir R, Hussain J, Behbahani K, Chadha G. Epidemiology of multiple sclerosis in Arabs in Kuwait: a comparative study between Kuwaitis and Palestinians. J Neurol Sci 1990; 100: 137-141.

9. Al-Din ASN, Kurdi A, Mubaidin A, El-Khateeb M. Epidemiology of multiple sclerosis in Arabs in Jordan: a comparative study between Jordanians and Palestinians. J Neurol Sci 1996; 135:162-167.

10. Allen K, Blascovich J. The value of service dogs for people with severe ambulatory disabilities. A randomized controlled trial. JAMA 1996; 275: 1001-1006.

11. Alter N, Yamoor M, Harshe M. Multiple sclerosis and nutrition. Arch Neurol 1974; 31: 267-272.

12. Amato MP, Ponziani G, Pracucci G, Bracco L, Siracusa G, Amaducci L. Cognitive impairment in early-onset multiple sclerosis: pattern, predictors, and impact on everyday life in a 4-year follow-up. Arch Neurol 1995; 52:168-172.

13. Amer Ferrer G, Isla A, Díez Tejedor E, Roda JM, Hernández Pérez MA, Barreiro Tella P. Lesiones de esclerosis multiple que simulan un proceso expansivo en la TC. Neurología 1990; 5:208-211.

14. Andersen O, Lycke J, Tollesson PO, Svenningsson A, Runmarker B, Linde AS, Astrom M, Gjorstrup P, Ekholm S. Linomide reduces the rate of active lesions in relapsing-remitting multiple sclerosis. Neurology 1996; 47: 895-900.

15. Anderson DW, Ellenberg JH, Leventhal CM, Reingold SC, Rodriguez M, Silberberg DH. Revised estimate of the prevalence of multiple sclerosis in the United States. Ann Neurol 1992; 31:333-336.

16. Anton Aranda E, Martinez-Lage JM, Maravi Petri E, Gallego Cullere J, de Castro P, Villanueva Eusa JA. Epidemiologia y aspectos clínico-evolutivos de la esclerosis multiple en Navarra. Neurologia 1991; 6: 160-169.

17. Antonio Enrique. Retablo de luna. Antonio Ubago Ed, Granada 1980.

18. Aristóteles. La política (h. 344 aC). Editora Nacional, Madrid 1977.

19. Aromatico A. Alquimia, el secreto entre la ciencia y la filosofía. Ediciones B.S.A, Barcelona 1997.

20. Asimov I. Palabras en el mapa. Ediciones del Prado, Madrid 1994.

21. Auer RN, Rowlands CG, Perry SF, Remmers JE. Multiple sclerosis with medullary plaques and fatal sleep apnea (Ondine's curse). Clin Neuropathol 1996; 15:101-105.

22. Azzimondi G, Stracciari A, Rinaldi R, D'Alessandro R, Pazzaglia P. Multiple sclerosis with very late onset: report of six cases and review of the literature. Eur Neurol 1994; 34:332-336.

23. Bakke A, Myhr KM, Gronning M, Nyland H. Bladder, bowel and sexual dysfunction in patients with multiple sclerosis- a cohort study. Scand J Urol Nephrol 1996 (suppl); 179; 61-66.

24. Bansil S, Singhal BS, Ahuja GK, Ladiwala U, Behari M, Friede R, Cook SD. Comparison between multiple sclerosis in India and the United States: a case-control study. Neurology 1996; 46:385-387.

25. Barak Y, Achiron A, Elizur A, Gabbay U, Noy S, Sarova-Pinhas I. Sexual dysfunction in relapsing-remitting multiple sclerosis: magnetic resonance imaging, clinical, and psychological correlates. J Psychiatry Neurosci 1996; 21:255-258.

26. Barker R, Larner A. ubstance P and multiple sclerosis. Med Hypotheses 1992; 37:40-43.

27. Barkhof F, Valk J, Hommes OR et al. Gadopentetate dimeglumine enhancement of multiple sclerosis lesions on long TR spin-echo images at 0.6 T. Am J Neuroradiol 1992; 13: 1257-1259.

28. Barraquer i Bordás Ll. Prólogo. Esclerosis múltiple, una aproximación multidisciplinaria. Fernández Fernández O (ed). Arké 144 SL, Madrid 1994 (passim).

29. Barraquer i Bordás Ll. Sobre las formas extremadamente benignas de la esclerosis múltiple. Noticias EM 1996; 45:4-5.

30. Barroche G, Perrier P, Raffoux C, Gehin P, Streiff F, Weber M. HLA et scleroses en plaques familiales. Rev Neurol (Paris) 1986; 142:738-745.

31. Bates D. Lipids and multiple sclerosis. Biochem Soc Trans 1989; 17: 289-291.

32. Bates D. Dietary lipids and multiple sclerosis. Uppsala J Med Sci 1990; 48 (suppl): 173-187.

33. Beatty WW. Alteraciones cognos-citivas y emocionales en la esclerosis múltiple. En: Brumbarck RA (ed). Neurología conductual. Clínicas Neurológicas de Norteamérica, 1/1993. Traducción española. Nueva Editorial Interamericana, México DF 1993.

34. Beatty WW, Goodkin DE, Beatty PA et al. Frontal lobe sysfunction and memory impairment in patients with chronic progrssive multiple sclerosis. Brain Cogn 1989; 11: 73.

35. Beatty WW, Goodkin DE, Monson N et al. Anterograde and retrograde amnesia in patients with chronic progressive multiple sclerosis. Arch Neurol 1988; 45: 611.

36. Beatty WW, Goodkin DE, Monson N et al. Cognitive disturbances in patients with relapsing remitting multiple sclerosis. Arch Neurol 1989; 46: 1113.

37. Bebo BF Jr, Vandenbark AA, Offner H. Male SJL mice do not relapse after induction of EAE with PLP 139-151. J Neurosci Res 1996; 45: 680-689.

38. Beck RW, Cleary PA, Trobe JD et al. The effect of corticosteroids for acute optic neuritis on the subsequent development of multiple

sclerosis. New Engl J Med 1993; 329: 1764-1769.

39. Becker CC, Gidal BE, Flemming JO. Immunotherapy in multiple sclerosis, part 1. Am J Healt-Syst Pharm 1995; 52:1985-2000.

40. Becker CC, Gidal BE, Flemming JO. Immunotherapy in multiple sclerosis, part 2. Am J Healt-Syst Pharm 1995; 52:2105-2120.

41. Bécquer GA. Rimas (1858-1868). Rimas y otros poemas. Orbis, Barcelona 1997.

42. Beebe G, Kurtzke JF, Kurland LT , Auth TL, Nazler B. Studies on the natural history of multiple sclerosis. Neurology 1967; 17: 2-17.

43. Ben-Shlomo Y, Davey Smith G. Dietary fat and multiple sclerosis. Int MSJ 1994; 1: 61-67.

44. Ben-Shlomo Y, Davey Smith G. Breast feeding and multiple sclerosis. Br Med J 1994; 309: 342.

45. Ben-Shlomo Y, Davey Smith G, Marmor MG. Dietary fat in the epidemiology of multiple sclerosis: has the situation been adequately assessed? Neuroepidemiology 1992; 11: 214-225.

46. Benz C. Coping with multiple sclerosis. A practical guide toliving with the symptoms and understanding the treatments. Vermilion, London 1993.

47. Bernardi S, Buttinelli C, Grasso MG, Millefiorini E, Pace A, Prencipe M, Fieschi C. Evolution and severity markers in 233 MS patients. Riv Neurol 1987; 57:197-200.

48. Bernardin L, Rao SM, Luchetta TL et al. A prospective, long-term, longitudinal study of cognitive dysfunction in multiple sclerosis. J Clin Exp Neuropsychol 1993; 15: 17.

49. Berr C, Puel J, Clanet M et al. Risk factors in multiple sclerosis: a population-based case-control study in Hautes-Pyrenées, France. Acta Neurol Scand 1989; 80: 46-50.

50. Berr C, Puel J, Clanet M, Ruidavets JB, Mas JL, Alperovitch A. Risk factors in multiple sclerosis: a population-based case-control study in Hautes-Pyrenees, France. Acta Neurol Scand 1989; 80:46-50.

51. Berrios GE, Quemada JI. Depressive illness in multiple sclerosis. Clinical and theoretical aspects of the association. Br J Psychiatry 1990; 156:10-16.

52. Bever CT Jr, Panitch HS, Levy HB, McFarlin DE, Johnson KP. Gamma-interferon induction in patients with chronic progressive MS. Neurology 1991; 41: 1124-1127.

53. Bierce A. Diccionario del diablo (1911). M.E. Editores, Madrid 1997.

54. Billiard M. Narcolepsie. Rev Prat 1996; 46:2428-2434.

55. Blanco ML. Comentarios al II Congreso Internacional de Barcelona sobre Dieta mediterránea, marzo 1998. Salud (suplemento), Diario "El Mundo", 12/03/98.

56. Borges JL. El jardín de senderos que se bifurcan (1941). Obras completas. Emecé, Buenos Aires 1974.

57. Bourneville DM, Guérard I. De la sclérose en plaques disseminées. A. Delahaye, Paris 1869.

58. Brod SA, Burns DK. Suppresion of relapsing experimental autoimmune encephalomyelitis in the SJL/J mouse by oral administration of type I interferons. Neurology 1994; 44:1144-1148.

59. Broman T. Management of patients with multiple sclerosis. En: Vinken PJ, Bruyn GW (eds). Multiple sclerosis and other demyelinating diseases, pp 408-425. North-Holland Publishing Co, Amsterdam 1970.

60. Bronnum-Hansen H, Koch-Henriksen NJ, Hyllested K. [Survival in disseminated sclerosis in Denmark. A nation-wide study of the period

1948-1986]. Overlevelsen ved dissemineret sklerose i Danmark. En landsdoekkende undersogelse for perioden 1948-1986. Ugeskr Laeger 1995; 157:7131-7135.

61. Brosseau L, Philippe P, Methot G, Duquette P, Haraoui B. Drug abuse as a risk factor of multiple sclerosis: case-control analysis and a study of heterogeneity. Neuroepidemiology 1993; 12:6-14.

62. Buletsa BA, Ihnatovych II, Lupych PP, Pulyk OR. [The prevalence, structure and clinical problems of multiple sclerosis in the Transcarpathian area based on epidemiological study data]. Poshyrennia, struktura i deiaki pytannia kliniky mnozhynnoho sklerozu v Zakarpatti, za danymy epidemiolohichnoho doslid-zhennia. Lik Sprava 1996; 12: 163-165.

63. Burguera Hernandez JA, Arlandis Guzman S, Sanz Chinesta S, Martinez Agullo E. Alteraciones urinarias y sexuales en la esclerosis multiple. Neurología 1998; 13: 7-12

64. Burnfield A. The psychosocial impact of multiple sclerosis. Int MSJ 1995; 2:33-35.

65. Byron GG (Lord). Diario de Cefalonia. Ediciones Júcar, Madrid 1975.

66. Caine ED, Bamford KA, Schiffer RB et al. A controlled neurpsichological comparison of Huntington's disease and multiple sclerosis. Arch Neurol 1986; 43: 249.

67. Canavero S, Bonicalzi V, Massa-Micon B. Central neurogenic pruritus: a literature review. Acta Neurol Belg 1997; 97: 244-247

68. Canavero S, Pagni CA, Duca S, Bradac GB. Spinal intramedullary cavernous angiomas: a literature meta-analysis. Surg Neurol 1994; 41:381-388.

69. Carswell R. Pathological Anatomy: illustrations on elementary forms of disease. Longman, London 1838. (Citado por Kesselring 1997.)

70. Casares J. Diccionario ideológico de la lengua española. Editorial Gustavo Gili, Barcelona 1975.

71. Casetta I, Granieri E, Malagu S, Tola MR, Paolino E, Caniatti LM, Govoni V, Monetti VC, Fainardi E. Environmental risk factors and multiple sclerosis: a community-based, case-control study in the province of Ferrara, Italy. Neuroepidemiology 1994; 13:120-128.

72. Caviglia G, Crisi A, Azzoni A, Mazza S, Pinkus L. The mechanisms of repression and isolation in multiple sclerosis as regulators of personality system: a clinical study. Schweiz Arch Neurol Psychiatr 1990; 141:209-215.

73. Cendrowski W, Wender M, Dominik W et al. Epidemiological study of multiple sclerosis in western Poland. Eur Neurol 1969; 2: 90-108.

74. Cervantes Saavedra M. El ingenioso hidalgo Don Quijote de la Mancha (1615). Obras completas. Aguilar, Madrid 1975.

75. Charcot JM. Lessons sur les Maladies du Systeme Nerveux faites à la Salpêtrière (1872-1873). A. Delahaye, Paris.

76. Charcot JM. Lectures on the diseases of the nervous system. Delivered at la Salpêtrière. New Sydenham Society, London 1877.

77. Chrousos GP, Wilder RL, Gold PW. The stress response and the regulation of inflammatory disease. Ann Intern Med 1992; 117: 854-866.

78. Clarke T, Wadhwa U, Leroi I. Psychotic depression. An atypical initial presentation of multiple sclerosis. Psychosomatics 1998; 39: 72-75

79. Clavell J. Shogun. Plaza y Janés, Barcelona 1995.

80. Clayton Love WM, Reynolds M, Cashel A, Callaghan N. Fatty acid patterns of serum lipids in multiple sclerosis and other diseases. Biochem Soc Trans 1973; 1: 141-143.

81. Comi G, Filippi M, Martinelli V et al. Brain magnetic resonance imaging correlates of cognitive impairment in multiple sclerosis. J Neurol Sci 1993; 115(suppl): 66-73.

82. Compston A. Remyelination of the central nervous system. Mult Scler 1996; 1: 388-392.

83. Compston DAS. The 150th anniversary of the first depiction of the lesions of multiple sclerosis. J Neurol Neurosurg Psychiatry 1988; 51:1249-1252.

84. Compston DAS. The dissemination of multiple sclerosis. J Roy Coll Phys 1990; 24: 207-218.

85. Compston DAS. Limiting and repairing the damage in multiple sclerosis. J Neurol Neurosurg Psychiatry 1991; 54:945-948.

86. Confavreux C, Goudable B, Moreau T.Etiologie de la sclerose en plaques. Rev Prat 1991; 41:1888-1892.

87. Consroe P, Musty R, Rein J, Tillery W, Pertwee R. The perceived effects of smoked cannabis on patients with multiple sclerosis. Eur Neurol 1997; 38: 44-48.

88. Constantinescu CS, Hilliard B, Fujioka T, Bhopale MK, Calida D, Rostami AM. Pathogenesis of neuroimmunologic diseases. Experimental models. Immunol Res 1998; 17: 217-227.

89. Cook SD, Cromarty JI, Tapp W, Poskanzer D, Walker J, Dowling PC. Declining incidence of multiple sclerosis in the Orkney Islands. Neurology 1985; 34:545-555.

90. Cook SD, Devereux C, Troiano R, Wolansky L, Guarnaccia J, Haffty B, Bansil S, Goldstein J, Sheffet A, Zito G, Jotkowitz A, Boos J, Dowling P, Rohowsky Kochan C, Volmer T. Modified total lymphoid irradiation and low dose corticosteroids in progressive multiple sclerosis. J Neurol Sci. 1997; 152: 172-181.

91. Cook SD, Dowling OC. Multiple sclerosis and viruses. Neurology 1980; 30: 80-91.

92. Cook SD, Gudmundsson G, Benedikz J, Dowling PC. Multiple sclerosis and distemper in Iceland 1966-1978. Acta Neurol Scand 1980; 61: 244-251.

93. Cook SD, MacDonald J, Tapp W, Poskanzer D, Dowling PC. Multiple sclerosis in the Shetland Islands: an update. Acta Neurol Scand 1988; 77:148-151.

94. Cook SD, Rohowsky-Kochan C, Bansil S, Dowling PC. Evidence for multiple sclerosis as an infectious disease. Acta Neurol Scand (suppl) 1995; 161: 34-42.

95. Cook SD et al. Epidemiological studies in multiple sclerosis. Neurology 1985; 35: 1528-1529.

96. Corominas J. Breve diccionario etimológico de la lengua castellana. Gredos, Madrid 1973.

97. Crawford MA, Harbige LS. The biochemical background to the integrity of the brain. En: Rose CF, Jones R (eds). Multiple sclerosis. Immunological, diagnostic and therapeutic aspects, pp 163-177. John Libbey, London 1989.

98. Cruveilhier (1835). Citado por Adams y Victor 1985.

99. Cruveilhier J. Anatomie pathologique du corps humain. JB Bailliére, Paris (1829-1842).

100. Davies JS, Hinds NP, Scanlon MF. Growth hormone deficiency and hypogonadism in a patient with multiple sclerosis. Clin Endocrinol (Oxf) 1996; 44:117-119.

101. Davis RK, Maslow AS. Multiple sclerosis in pregnancy: a review. Obstet Gynecol Surv. 1992 May. 47(5). P 290-6.

102. Dean G, Aksoy H, Akalin T, Middleton L, Kyriallis K. Multiple sclerosis in the Turkish- and Greek-speaking communities of Cyprus. A

United Nations (UNHCR) Bicommunal Project. J Neurol Sci 1997; 145:163-168.

103. Dean G, Elian M. Age at immigration to England of Asian and Caribbean immigrants and the risk of developing multiple sclerosis. J Neurol Neurosurg Psychiatry 1997; 63: 565-568.

104. DeJong RN. Multiple sclerosis: history, definition and general considerations. En: Vinken PJ, Bruyn GW (ed.). Multiple sclerosis and others demyelinating diseases. Handbook of Clinical Neurology. American Elsevier Pub Co, NY 1970.

105. Demirkiran M, Jankovic J. Paroxysmal dyskinesias: clinical features and classification. Ann Neurol 1995; 38:571-579.

106. Denys P, Mane M, Azouvi P, Chartier-Kastler E, Thiebaut JB, Bussel B. Side effects of chronic intrathecal baclofen on erection and ejaculation in patients with spinal cord lesions. Arch Phys Med Rehabil 1998; 79: 494-496

107. Diana R, Grosz A, Mancini E. Personality aspects in multiple sclerosis. Ital J Neurol Sci 1985; 6:415-423.

108. Dickinson CJ. Chronic fatigue syndrome - aetiological aspects. Eur J Clin Invest 1997; 27:257-267.

109. Djaldetti R, Achiron A, Ziv I, Djaldetti M, Melamed E, Fishman P. IL-3-LA production by mononuclear cells of patients with multiple sclerosis: effect of treatment with intravenous immunoglobulins. Immunol Invest 1995; 24:765-773.

110. Donker GA, Foets M, Spreeuwenberg P, van der Steen J. [Multiple sclerosis in family practice]. Multipele sclerose in de huisartspraktijk. Ned Tijdschr Geneeskd 1996; 140:1459-1463.

111. Douglas RM, Moore BW, Miles HB. Prophylactic efficacy of intra-nasal alpha2-interferon against rhinovirus infections in the family setting. N Engl J Med 1986; 314:65-70.

112. Dousset V, Grossman RI, Ramer KN et al. Experimental allergic encephalo-myelitis and multiple sclerosis: lesion characterization with magnetization transfer imaging. Radiology 1992; 182: 483-492.

113. Dula E, Leach GE. Role of urologist in diagnosis of multiple sclerosis. Urology 1991; 37:311-313.

114. Duncan ID, Grever WE, Zhang SC. Repair of myelin disease: strategies and progress in animal models. Mol Med Today 1997; 3: 554-561

115. Duquette P, Murray TJ, Pleines J, Ebers GC, Sadovnick D, Weldon P, Warren S, Paty DW, Upton A, Hader W, et al. Multiple sclerosis in childhood: clinical profile in 125 patients. J Pediatr 1987; 111:359-363.

116. Duquette P, Pleines J, Girard M, Charest L, Senecal-Quevillon M, Masse C. The increased susceptibility of women to multiple sclerosis. Can J Neurol Sci 1992; 19:466-471.

117. Ebers GC. Immunology. En: Paty DW, Ebers GC (eds). Multiple sclerosis, pp 403-426. FA Davis Company, Philadelphia 1998

118. Ebers GC. Genetic epidemiology of multiple sclerosis. Curr Opin Neurol 1996; 9:155-158. (b)

119. Ebers GC, Bulman DE, Sadovnick AD et al. A population-based study of multiple sclerosis in twins. N Eng J Med 1986; 315: 1638-1642.

120. Edan G, Sabouraud O. Les formes benignes de sclerose en plaques. Rev Prat 1991; 41:1904-1907.

121. Edland A, Nyland H, Riise T, Larsen JP. Epidemiology of multiple sclerosis in the county of Vestfold, eastern Norway: incidence and prevalence calculations. Acta Neurol Scand 1996; 93: 104-109.

122. Elias SB. Oligodendrocyte develop-ment and the natural history of multiple sclerosis. A new hypothesis for the pathogenesis of the disease. Arch Neurol 1987; 44:1294-1299.

123. Ellison GW. Multiple sclerosis: why? Biomed Pharmacother 1989; 43:327-333.

124. Enciclopedia universal de la cultura, El Mundo. Planeta, Barcelona 1996.

125. Engell T, Trojaborg W, Raun NE. Subclinical optic neuropathy in multiple sclerosis. A neuro-ophthalmological investigation by means of visually evoked response, Farnworth-Munsell 100 Hue test and Ishihara test and their diagnostic value. Acta Ophthalmol (Copenh) 1987; 65:735-740.

126. Erkut ZA, Hofman MA, Ravid R, Swaab DF. Increased activity of hypothalamic corticotropin-releasing hor-mone neurons in multiple sclerosis. J Neuroimmunol 1995; 62:27-33.

127. Escudero D, Latorre P, Codina M, Coll-Canti J, Coll J. Central nervous system disease in Sjogren's syndrome. Ann Med Interne (Paris) 1995; 146:239-242.

128. Falcón Martínez C, Fernández-Galiano E, López Melero R. Diccionario de la mitología clásica. Alianza Editorial, Madrid 1981.

129. Fassbender K, Schmidt R, Mossner R, Kischka U, Kuhnen J, Schwartz A, Hennerici M. Mood disorders and dysfunction of the hypothalamic pituitary adrenal axis in multiple sclerosis: association with cerebral inflammation. Arch Neurol 1998; 55: 66-72

130. Fawcett J, Sidney JS, Riley-Lawless K, Hanson MJ. An exploratory study of the relationship between alternative therapies, functional status, and symptom severity among people with multiple sclerosis. J Holist Nurs 1996; 14: 115-129.

131. Fawcett J, Skegg DC. Geographic distribution of MS in New Zealand: evidence from hospital admissions and deaths. Neurology 1988; 38:416-418.

132. Fazekas F, Deisenhammer F, Strasser-Fuschs S, Nahler G, Mamoli B. Randomized placebo-controlled trial of monthly intravenous immunoglobulin therapy in relapsing-remitting multiple sclerosis. Austroian Immunoglobulin in multiple sclerosis study group. Lancet 1997; 349:589-593.

133. Fazekas F, Deisenhammer F, Strasser-Fuschs S, Nahler G, Mamoli B. Treatment effects of monthly intravenous immunoglobulin on patients with relapsing-remitting multiple sclerosis: further analyses of the Austrian Immunoglobulin in MS study. Mult Scler 1997; 3:137-141.

134. Feinstein A, Feinstein K, Gray T, O' Connor P. Prevalence and neurobehavioral correlates of pathological laughing and crying in multiple sclerosis. Arch Neurol 1997; 54: 1116-1121.

135. Felgenhauer K. Psychiatric disorders in the encephalitic form of multiple sclerosis. J Neurol 1990; 237:11-18.

136. Ferini-Strambi L, Filippi M, Martinelli V, Oldani A, Rovaris M, Zucconi M, Comi G, Smirne S. Nocturnal sleep study in multiple sclerosis: correlations with clinical and brain magnetic resonance imaging findings. J Neurol Sci 1994; 125:194-197.

137. Ferini-Strambi L, Smirne S. Cardiac autonomic function during sleep in several neuropsychiatric disorders. J Neurol 1997; 244(Suppl 1):S29-36.

138. Fernández Fernández Ó. Epidemio-logía de la esclerosis múltiple en España. En: Alfaro A, Palao A, Sancho J (eds): Neuroepidemiología (pp 115-122), MCR SA, Barcelona 1990.

139. Fernández Fernández Ó. Esclerosis múltiple: una aproximación multidisci-plinaria. Arké 144 SL, Madrid 1994.

140. Fernández Fernández Ó. Tratamiento de la esclerosis múltiple: puesta al día. Boletín Terapéutico Andaluz 1997; 13:17-20.

141. Fernández Fernández O, Fernández VE . Esclerosis múltiple: una enfermedad relativamente frecuente en España. Alphagraphics, Málaga 1996.

142. Fernández Fernández Ó, Fernández VE . Esclerosis múltiple: una enfermedad relativamente frecuente en España. Alphagraphics, Málaga 1997 (2ª edición).

143. Fernandez Fernández O, Izquierdo G, Campos VM, Pastor M. Epidemiología de la esclerosis multiple en la provincia de Malaga (España). Un estudio de prevalencia. Neurología 1986; 1:3-5.

144. Fernández Fernández Ó, Luque G, San Román C, Bravo M, Dean G. The prevalence of multiple sclerosis in the sanitary district of Vélez Málaga, southern Spain. Neurology 1994; 44:425-429.

145. Fernández Uriel P, Vázquez Hoys AM. Diccionario del mundo antiguo. Alianza Editorial, Madrid 1994.

146. Filipovic SR, Drulovic J, Stojsavljevic N, Levic Z. The effects of high dose intravenous methylprednisolone on event related potentials in patients with multiple sclerosis. J Neurol Sci 1997; 152: 147-153

147. Filippi M, Paty DW, Kappos L et al. Correlations between changes in disability and T2-weighted brain MRI activity in multiple sclerosis: a follow-up study. Neurology 1995; 45: 255-260.

148. Filley CM, Heaton RK, Nelson LM, Burks JS, Franklin GM. A comparison of dementia in Alzheimer's disease and multiple sclerosis. Arch Neurol 1989; 46:157-161.

149. Finger S. A happy state of mind: a history of mild elation, denial of disability, optimism, and laughing in multiple sclerosis. Arch Neurol 1998; 55: 241-250

150. Firth D. The case of Augustus D'Esté. Cambridge University Press, London 1948.

151. Fischer JS, Cleveland OH, Priore R, Jacobs L et al. Neuropsychological effects of Avonex (interferon-beta1a) in relapsing multiple sclerosis. 50th Annual Meeting American Academy of Neurology, Minneapolis April 25-May 2, 1998.

152. Fisher M, Johnson MH, Natale AM, Levine PH. Linoleic acid levels in white blood cells, platelets, and serum of multiple sclerosis patients. Acta Neurol Scand 1987; 76:241-245.

153. Flint S, Scully C. Isolated trigeminal sensory neuropathy: a heterogeneous group of disorders. Oral Surg Oral Med Oral Pathol 1990; 69:153-156.

154. Fog T. ACTH therapy of multiple sclerosis. Nord Med 1951; 46: 1742-1748.

155. Foley FW, Werner MA. Sexuality. En: Kalb RC (ed). Multiple sclerosis. The questions you have, the answers you need, pp 223-247. Demos Vermande, New York 1996.

156. Foong J, Rozewicz L, Quaghebeur G, Thompson AJ, Miller DH, Ron MA. Neuropsychological deficits in multiple sclerosis after acute relapse. J Neurol Neurosurg Psychiatry 1998; 64: 529-532

157. Ford B, Tampieri D, Francis G. Long-term follow-up of acute partial transverse myelopathy. Neurology 1992; 42:250-252.

158. Foster V, MacFarlane EB. Clear thinking about alternatives therapies. National Multiple Sclerosis Society, New York 1996.

159. Fowler CV. Bladder dysfunction in multiple sclerosis: causes and treatment. Int MSJ 1994; 1:99-107.

160. Foucault M. Les mots et les choses. Une archéologie des sciences humaines. Gallimard, Paris 1966.

161. Frank C. Psychische Veranderungen bei Multipler Sklerose. Wien Med Wochenschr 1985; 135:12-17.

162. Frankel D, Jones H. Living with MS. National Multiple Sclerosis Society, New York 1998.

163. Frederiksen JL. Optic neuritis: a common first manifestation of multiple sclerosis. Int MSJ 1995; 2: 27-32.

164. Freedman MS, Gray TA. Vascular headache: a presenting symptom of multiple sclerosis. Can J Neurol Sci 1989; 16:63-66.
165. Frerichs FT. Über Hirnsklerose. Arch Ges Med 1849; 10:334-337

166. Freud. Estudios sobre la histeria (1895). Obras completas. Biblioteca Nueva, Madrid 1973.

167. Fricker J. Developing drugs for multiple sclerosis (editorial). Lancet 1996; 348:1022.

168. Gale CR, Martyn CN. Migrant studies in multiple sclerosis. Prog Neurobiol 1995; 47:425-448.

169. García-Monco JC, Miro Jornet J, Fernández Villar B; Benach JL, Guerrero Espejo A, Berciano JA. Esclerosis múltiple o enfermedad de Lyme? Un problema diagnóstico de exclusion. Med Clin (Barc) 1990; 94:685-688.

170. Gasperini C, Grasso MG, Fiorelli M, Millefiorini E, Morino S, Anzini A, Colleluori A, Salvetti M, Buttinelli C, Pozzilli C. A controlled study of potential risk factors preceding exacerbation in multiple sclerosis. J Neurol Neurosurg Psychiatry 1995; 59:303-305.

171. Gidal BE et al. Current developments in Neurology, part I. Advances in the pharmacotherapy of headache, epilepsy, and multiple sclerosis. Ann Pharmacother 1996; 30:1272-1276.

172. Gilbert JJ, Sadler M. Unsuspected multiple sclerosis. Arch Neurol 1983; 40: 533.

173. Giubilei F, Vitale A, Urani C, Frontoni M, Fiorini M, Millefiorini E, Fiorelli M, Santini M, Strano S. Cardiac autonomic dysfunction in relapsing-remitting multiple sclerosis during a stable phase. Eur Neurol 1996; 36:211-214.

174. Glaser GH, Merritt HH. Effects of corticotrophin (ACTH) and cortisone on disorders of the nervous system. JAMA 1952; 148: 898.

175. Goldberg P, Fleming MC, Picard EH. Multiple sclerosis: decreased relapse rate through dietary supplementation with calcium, magnesium and vitamin D. Med Hypotheses 1986; 21:193-200.

176. González CF, Swirsky-Sacchetti T, Mitchell D, Lublin FD, Knobler RL, Ehrlich SM. Distributional patterns of multiple sclerosis brain lesions. Magnetic resonance imaging-- clinical correlation. J Neuroimaging 1994; 4: 188-195.

177. González Maldonado R. El extraño caso del Dr. Parkinson (4ª ed.) Grupo Editorial Universitario, Granada 1997.

178. González Maldonado R et al. Corea paroxística en esclerosis múltiple. Comunicación a la Reunión Ordinaria de la Sociedad Andaluza de Neurología, Granada 1991.*

179. González Maldonado R, Moreno Alegre V, Juma Mentado C, Moldenhauer JF. Consideraciones etiopatogénicas, clínicas y terapéuticas del síndrome de Gélineau. Phronesis 1980; 6:353-361.

180. Good DM, Bower DA, Einsporn RL. Social support: gender differences in multiple sclerosis spousal caregivers. J Neurosci Nurs 1995; 27: 305-311.

181. Goodkin DE, Rudick RA. Multiple sclerosis. Advances in clinical trial design,

treatment and future perspectives. Springer, London 1996.

182. Goodwin SD, Sproat TT, Russell WL. Management of Lyme disease.
183. Clin Pharm 1990; 9: 192-205.

184. Gottlieb SF, Smith JE, Neubauer RA. The etiology of multiple sclerosis: a new and extended vascular-ischemic model. Med Hypotheses 1990; 33:23-29.

185. Gracia F, Castillo L, de Lao SL, Archibold CA, Larreategui M, Reeves WC, Levine P. Enfermedades neurologicas asociadas al virus HTLV-1 en Panama. Rev Med Panama 1990; 15:197-203.

186. Gracián B. Oráculo manual y arte de prudencia (1647). Obras completas. Aguilar, Madrid 1967.

187. Granieri E, Malagu S, Casetta I, Tola MR, Govoni V, Paolino E, Monetti VC. Multiple sclerosis in Italy. A reappraisal of incidence and prevalence in Ferrara. Arch Neurol 1996; 53:793-798.

188. Grant I. The social environment and neurological disease. Adv Psychosom Med 1985; 13:26-48.

189. Grant I. Neuropsychological and psychiatric distubances in multiple sclerosis. En: McDonald WI, Silberberg DH (eds). Multiple sclerosis, pp 134-152. Butterworths, London 1986.

190. Grant I, McDonald WI, Patterson TL, Trimble MR. Multiple sclerosis. En: Brown GW, Harris T (eds): Life events and illness: studies of psychiatryc and physical disorders, pp 295-311. Guilford Press, New York 1989.

191. Graves R. Los mitos griegos (vol. 1 y 2). Alianza Editorial, Madrid 1986.

192. Greenberg SJ. Human retroviruses and demyelinating diseases. Neurol Clin 1995; 13:75-97. (a)

193. Greenberg SJ. Retrovirus humanos y enfermedades desmielinizantes. En: Antel JP. Esclerosis múltiple. Clínicas Neurológicas de Norteamérica, 1995; 1:1-21. (b)

194. Greer R. Diets to help multiple sclerosis. Harper Collins Publishers, London 1995.

195. Gruener DM, Kunkel EJ, Snyderman DA, Infante MR, Rodgers C, Field HL. Dietary vitamin B12 deficiency in a patient with multiple sclerosis. Gen Hosp Psychiatry 1994; 16:224-228.

196. Gusev E, Boiko A, Lauer K, Riise T, Deomina T. Environmental risk factors in MS: a case-control study in Moscow. Acta Neurol Scand 1996; 94: 386-394.

197. Guthrie TC, Nelson DA.Influence of temperature changes on multiple sclerosis: critical review of mechanisms and research potential. J Neurol Sci 1995; 129:1-8.
198. Hader WJ, Irvine DG, Schiefer HB. A cluster-focus of multiple sclerosis at Henribourg, Saskatchewan. Can J Neurol Sci 1990; 17:391-4.

199. Hainsworth MA. Living with multiple sclerosis: the experience of chronic sorrow. J Neurosci Nurs 1994; 26:237-240.

200. Hainsworth MA, Burke ML, Lindgren CL, Eakes GG. Home Healthc Nurse 1993; 11:9-13.

201. Hammond A. A treatise on diseases of the nervous system. D. Appleton & Co, New York 1871.

202. Hammond SR, de Wytt C, Maxwell IC, Landy PJ, English D, McLeod JG, McCall MG. The epidemiology of multiple sclerosis in Queensland, Australia. J Neurol Sci 1987; 80:185-204.

203. Harbison JW, Calabrese VP, Edlich RF. A fatal case of sun exposure in a multiple sclerosis patient. J Emerg Med 1989; 7:465-467.
204. Harris JO, Frank JA, Patronas N et al. Serial gadolinium-enhanced magnetic

resonance imaging scans in patients with early, relapsing-remitting multiple sclerosis: implications for clinical trials and natural history. Ann Neurol 1991; 29: 548-555.

205. Hauser SL. Why study genes? Inside MS 1998; 1:44-47.

206. Hayden FG, Albrecht JK, Kaiser DL, Gwaltney JM Jr. Prevention of natural cold by contact prophylaxys with intranasal alpha-interferon. N Engl J Med 1986; 314:71-75.

207. Heaton RK, Nelson LM, Thompson DS et al. Neuropsychological findings in relapsing-remitting and chronic-progressive multiple sclerosis. J Consult Clin Psychol 1985; 53:103.

208. Heinsen H, Lockemann U, Puschel K. Unsuspected (clinically silent) multiple sclerosis. Quantitative investigations in one autoptic case. Int J Legal Med 1995; 107: 263-266.

209. Helmick CG, Wrigley JM, Zack MM, Bigler WJ, Lehman JL, Janssen RS, Hartwig EC, Witte JJ. Multiple sclerosis in Key West, Florida. Am J Epidemiol. 1989 Nov. 130(5). P 935-49.

210. Heltberg A. Twin studies in multiple sclerosis. Ital J Neurol Sci 1987; Suppl 6:35-39.

211. Henze T, Prange HW, Talartschik J, Rumpf KW. Complications of plasma exchange in patients with neurological diseases. Klin Wochenschr 1990; 68:1183-1188.

212. Hernández Pérez MA, Fernández Fernández O. Nuevas perspectivas en el diagnóstico de la esclerosis múltiple. JR Prous, Barcelona 1994.

213. Herrera WG. Vestibular and other balance disorders in multiple sclerosis. Differential diagnosis of disequilibrium and topognostic localization. Neurol Clin 1990; 8:407-420.

214. Hertz L, McFarlin DE, Waksman BH. Astrocytes: auxiliary cells for immune responses in the central nervous system? Immunol Today 1990; 11:265-268.

215. Hewer W, Junker D, Dressing H, Olbrich R. Psychosen bei Enzephalitiden unklarer Atiologie. Atypische Verlaufsfor-men einer Multiplen Sklerose? Nervenarzt 1994; 65:163-168.

216. Hibbeln JR, Salem N Jr. Dietary polyunsaturated fatty acids and depression: when cholesterol does not satisfy. Am J Clin Nutr 1995; 62:1-9.

217. Hohol MJ, Khoury SJ, Cook SL, Orav EJ, Hafler DA, Weiner HL. Three-year open protocol continuation study of oral tolerization with myelin antigens in multiple sclerosis and design of a phase III pivotal trial. Ann N Y Acad Sci 1996; 13:243-250.

218. Holland NJ, Stockwell S. Controlling spasticity. National Multiple Sclerosis Society, New York 1998.

219. Hommes OR, Barkhof F, Jongen PJ, Frequin ST. Methylprednisolone treatment in multiple sclerosis: effect of treatment, pharmacokinetics, future. Mult Scler 1996; 1: 327-328.

220. Honer WG, Hurwitz T, Li DK, Palmer M, Paty DW. Temporal lobe involvement in multiple sclerosis patients with psychiatric disorders. Arch Neurol 1987; 44:187-190.

221. Hopkins RS, Indian RW, Pinnow E, Conomy J. Multiple sclerosis in Galion, Ohio: prevalence and results of a case-control study. Neuroepidemiology 1991; 10:192-199.

222. Houtchens MK, Richert JR, Sami A, Rose JW. Open label gabapentin treatment for pain in multiple sclerosis. Mult Scler 1997; 3: 250-253.

223. Hoyo A. Diccionario de palabras y frases extranjeras. Aguilar, Madrid 1988.

224. Hutchinson M. Pregnancy in multiple sclerosis. Int MSJ 1996; 3:81-84.

225. Hutchinson M, Stack J, Buckley P. Bipolar affective disorder prior to the onset of multiple sclerosis. Acta Neurol Scand 1993; 88:388-393.

226. Hutter CD, Laing P. Multiple sclerosis: sunlight, diet, immunology and aetiology. Med Hypotheses 1996; 46: 67-74.

227. Huws R, Shubsachs AP, Taylor PJ. Hypersexuality, fetishism and multiple sclerosis. Br J Psychiatry 1991; 158:280-281.

228. IFNB Multiple Sclerosis Study Group. Interferon beta-1b is effective in relapsing-remitting multiple sclerosis. I. Clinical results of a multicenter, randomized, double-blind, placebo-controlled trial. Neurology 1993; 43: 655-661.

229. IFNB Multiple Sclerosis Study Group. Treatment of MS with interferon beta-1b -fnal clinical results of the betaseron trial. Ivth International Congress of Neuroimmunology, the Netherlands, October 1994. J Immunol 1994; 54:178.

230. IFNB Multiple Sclerosis Study Group and the University of British Columbia MS/MRI Analysis Group: Interferon beta-1b in the treatment of multiple sclerosis: Final outcome of the randomized controlled trial. Neurology 1995; 45: 1277-1285.

231. IFNB Multiple Sclerosis Study Group and the University of British Columbia MS/MRI Analysis Group: Neutralizing antibodies during treatment of of multiple sclerosis with interferon beta-1b: Experience during the first three years. Neurology 1996; 47: 889-894.

232. Ivnik RJ. Neuropsychological stability in multiple sclerosis. J Consult Clin Psychol 1978; 46: 913-923.

233. Izquierdo G, Lyon-Caen O, Marteau R, Martinez-Parra C, Lhermitte F, Castaigne P, Hauw JJ. Early onset multiple sclerosis. Clinical study of 12 patholo-gically proven cases. Acta Neurol Scand 1986; 73:493-497.

234. Jacobs LD et al. The Multiple Sclerosis Collaborative Research Group. Intramuscular interferon beta-1a for disease pregression in relapsing multiple sclerosis. Ann Neurology 1996; 39:285-294.

235. Jacobson S, Zaninovic V, Mora C, Rodgers-Johnson P, Sheremata WA, Gibbs CJ Jr; Gajdusek C; McFarlin DE. Immunological findings in neurological diseases associated with antibodies to HTLV-I: activated lymphocytes in tropical spastic paraparesis. Ann Neurol 1988: 23 (suppl):S196-200.

236. Jacome DE. La toux diabolique: neurogenic tussive crisis. Postgrad Med J 1985; 61:515-516.

237. Jaworski MA, Severini A, Mansour G, Hennig K, Slater JD, Jeske R, Schlaut J, Yoon JW, Maclaren NK, Nepom GT. Inherited diseases in North American Mennonites: focus on Old Colony (Chortitza) Mennonites. Am J Med Genet 1989; 32: 158-168.

238. Jellinek EH. Heine's illness: the case for multiple sclerosis. JR Soc Med 1990; 83: 516-519.

239. Jennekins-Schinkel A, Laboyrie PM, Lanser JBK, van der Velde EA. Cognition in patients with multiple sclerosis: after four years. J Neurol Sci 1990; 99: 229-247.

240. Joffe RT, Lippert GP, Gray TA, Sawa G, Horvath Z. Mood disorder and multiple sclerosis. Arch Neurol 1987; 44:376-378. (a)

241. Joffe RT, Lippert GP, Gray TA, Sawa G, Horvath Z. Personal and family history of affective illness in patients with multiple sclerosis. J Affect Disord 1987; 12:63-65.(b)

242. Johnson RT. The virology of demyelinating diseases. Ann Neurol 1994; 36(Suppl):S54-60.

243. Juan. Evangelio, 13-27. Nuevo Testamento. Santa Biblia. Planeta, Barcelona 1961.

244. Jung CG. Formaciones de lo inconsciente. Paidós Ibérica, Barcelona 1992.

245. Kadish U, Gadoth N. [Heinrich Heine - death of a poet]. Harefuah 1995; 128: 391-393.

246. Kahana E, Leibowitz V, Alter M. Cerebral multiple sclerosis. Neurology 1971; 21:1179.

247. Kahana E, Zilber N, Abramson JH, Biton V, Leibowitz Y, Abramsky O. Multiple sclerosis: genetic versus environmental aetiology: epidemiology in Israel updated. J Neurol 1994; 241:341-346.

248. Kalafatova OI. Epidemiology of multiple sclerosis in Bulgaria. Acta Neurol Scand 1987; 75:186-189.

249. Kalb RC (ed). Multiple sclerosis. The questions you have, the answers you need. Demos Vermande, New York 1996. (*passim*)

250. Karussis DM, Meiner Z, Lechmann D, Gomori JM, Scharz A, Linde A, Abramsky O. Treatment of secondary progresive multiple sclerosis with the immuno-modulator linomide: a double-blind, placebo-controlled pilot study sith monthly magnetic resonance imaging evaluation. Neurology 1996; 47: 341-346.

251. Kavafis K. Poesías completas. Orbis, Barcelona 1997.

252. Kesselring J. Die Prognose der Multi-plen Sklerose. Schweiz Med Wochenschr 1997; 127: 500-505.

253. Kesselring J. Multiple sclerosis. Cambridge University Press, Cambridge 1997. (*passim*)

254. Khodos KhG, Kozhova II, Berdennikova VV. [The role of functional disorders of the autonomic nervous system in the pathogenesis of multiple sclerosis]. O znachenii disfunktsii vegetativnoi nervnoi sistemy v patogeneze rasseiannogo skleroza. Zh Nevropatol Psikhiatr Im S S Korsakova 1990; 90:112-115.

255. Kibler RF. Large dose corticosteroid therapy of experimental and human demyelinating diseases. NY Acad Sci 1965; 122: 469-479.

256. Kibler RF, Paty DW, Re PK, McPhedran AM, Karp HR. Effect of large doses of adrenocrticosteroids on the course of EAE and multiple sclerosis. En: Wolfgram F, Ellison GW, Stevens JG, Andrews DM (eds): Multiple sclerosis. Immunology, virology and ultra structure, pp 511-529. Academic Press, New York 1972.

257. Kinnunen E, Juntunen J, Ketonen L, Koskimies S, Konttinen YT, Salmi T, Koskenvuo M, Kaprio J. Genetic susceptibility to multiple sclerosis. A co-twin study of a nationwide series. Arch Neurol 1988; 45:1108-1111.

258. Kirkeby HJ, Poulsen EU, Petersen T, Dorup J. Erectile dysfunction in multiple sclerosis. Neurology 1988; 38:1366-1371.

259. Klonoff HH, Clark C, Oger JJF, Paty DW, Li DKB. Neuropsychological performance in patients with mild multiple sclerosis. J Nerv Ment Dis 1991; 179: 127-131.

260. Knorr-Held S, Brendel W, Kiefer H, Paal G, von Specht BU. Sensitization against brain gangliosides after therapeutic swine brain implantation in a multiple sclerosis patient. J Neurol 1986; 233:54-56.

261. Koopmans RA, Li DK, Grochowski E, Cutler PJ, Paty DW. Benign versus chronic progressive multiple sclerosis: magnetic resonance imaging features. Ann Neurol 1989; 25:74-81.

262. Koprowski H, DeFreitas E. HTLV-I and chronic nervous diseases: present status and a look into the future. Ann Neurol 1988; 23 (suppl):166-170.

263. Korn-Lubetzki I, Kahana E, Cooper G, Abramsky O. Activity of multiple sclerosis during pregnancy and puerperium. Ann Neurol 1984; 16: 229-231.

264. Kraft G, Alquist A. Effect os microclimate cooling on physical function in multiple sclerosis. Multiple Sclerosis Association of America, Cherry Hill, NJ 1997.

265. Krupp LB, Coyle PK, Doscher C, Miller A, Cross AH, Jandorf L, Halper J, Johnson B, Morgante L, Grimson R. Fatigue therapy in multiple sclerosis: results of a double-blind,randomized, parallel trial of amantadine, pemoline, and placebo. Neurology 1995; 45:1956-1961.

266. Kuhn TS. La estructura de las revoluciones científicas. Fondo de cultura económica, Madrid 1997.

267. Kuppersmith MJ, Kaufman D, Paty DW et al. Megadose corticosteroids in multiple sclerosis. Neurology 1994; 44: 1-4.

268. Kurtzke JF. Multiple sclerosis: changing times (editorial). Neuroepi-demiology 1991; 10:1-8.

269. Kurtzke JF, Beebe GW, Nagler B et al. Studies on the natural history of multiple sclerosis 6. Clinical and laboratory findings at first diagnosis. Acta Neurol Scand 1972; 48-19.

270. Kurtzke JF; Beebe GW; Norman JE Jr. Epidemiology of multiple sclerosis in US veterans: III. Migration and the risk of MS. Neurology. 1985; 35:672-8.

271. Kurtzke JF, Gudmundsson KR, Bergmann S. Multiple sclerosis in Iceland. 1: Evidence of a post-war epidemic. Neurology 1982; 32:143.

272. Kurtzke JF, Hyllested K. Multiple sclerosis in the Faroe Islands. 1: Clinical and epidemiological features. Ann Neurol 1979; 5: 6.

273. Kurtzke JF, Hyllested K. Multiple sclerosis epidemiology in Faroe Islands. Riv Neurol 1987; 57: 77-87.

274. Kurtzke JF, Page WF. Epidemiology of multiple sclerosis in US veterans: VII. Risk factors for MS. Neurology 1997; 48: 204-213.

275. Kurtzke JF, Page WF, Murphy FM, Norman JE Jr. Epidemiology of multiple sclerosis in US veterans. 4. Age at onset. Neuroepidemiology 1992; 11: 226-235.

276. Labarrere CA, Catoggio LJ, Mullen EG, Althabe OH. Placental lesions in maternal autoimmune diseases. Am J Reprod Immunol Microbiol 1986; 12:78-86.

277. Laborde JM, Dando WA, Teetzen ML. Climate, diffused solar radiation and multiple sclerosis. Soc Sci Med 1988; 27:231-238.

278. LaRocca NG, Fisher J. Stress and emotional issues. En: Kalb RC (ed). Multiple sclerosis. The questions you have, the answers you need, pp 205-221. Demos Vermande, New York 1996.

279. LaRocca NG, King M. Solving cognitive problems. National Multiple Sclerosis Society, New York 1998.

280. Larsen JP, Kvaale G, Riise T, Nyland H, Aarli JA. Multiple sclerosis -more than one disease? Acta Neurol Scand 1985; 72:145-150.

281. Larsson HB, Stubgaard M, Frederiksen JL, Jensen M, Henriksen O, Paulson OB. Quantitation of blood-brain barrier defect by magnetic resonance imaging and gadolinium-DTPA in patients with multiple sclerosis and brain tumors. Magn Reson Med 1990; 16:117-31.

282. Lauer K. Dietary changes in temporal relation to multiple sclerosis in the Faroe Islands: an evaluation of literary sources. Neuroepidemiology. 1989. 8(4). P 200-6. (a)

283. Lauer K. Multiple sclerosis in relation to meat preservation in France and Switzerland. Neuroepidemiology 1989; 8:308-315. (b)

284. Lauer K. Mortality of multiple sclerosis in relation to geographic factors in France. Neuroepidemiology 1990; 9:113-117.

285. Lauer K. The history of nitrite in human nutrition: a contribution from German cookery books. J Clin Epidemiol 1991; 44:261-264.

286. Lauer K. The risk of multiple sclerosis in the U.S.A. in relation to sociogeographic features: a factor-analytic study. J Clin Epidemiol 1994; 47:43-48.

287. Lauer K, Firnhaber W. Epidemiological investigations into multiple sclerosis in Southern Hesse. III. The possible influence of occupation on the risk of disease. Acta Neurol Scand 1985; 72:397-402.

288. Lauer K, Firnhaber W. Epidemio-logische Aspekte der multiplen Sklerose. Versicherungsmedizin. 1992 Aug 1. 44(4). P 125-30.

289. Lázaro Carreter F. El dardo en la palabra. Galaxia Gutenberg, Círculo de lectores, Barcelona 1997.

290. Lechtenberg R. Multiple Sclerosis, Fact Book. FA Davis, Philadelphia 1995.

291. Lee KH, Hashimoto SA, Hodge JP et al. MRI of the head in the diagnosis of multiple sclerosis: A prospective 2-year follow-up with comparison with clinical evaluation, evoked potentials, oligoclonal banding, and CT. Neurology 1991; 41:657-660.

292. Lehmann D, Ben-Nun A. Bacterial agents protect against autoimmune disease. I. Mice pre-exposed to Bordetella pertussis or Mycobacterium tuberculosis are highly refractory to induction of experimental autoimmune encephalomyelitis. J Autoimmun 1992; 5:675-690.

293. Leibowitz U, Kahana E, Alter M. Multiple sclerosis in immigrant and native populations of Israel. Lancet 1970; 1:1323-1325.

294. Lengdobler H, Kiessling WR. [Group music therapy in multiple sclerosis: initial report of experience]. Psychoter Psychosom Med Psychol 1989; 39: 369-373.

295. Lensky P. [Geographic aspects in the epidemiology of multiple sclerosis]. Geograficky aspekt v epidemiologii sclerosis multiplex. Epidemiol Mikrobiol Imunol 1994; 43: 174-176.

296. Lévy H. Entrevistado por Lluís Reales en "La Vanguardia". Barcelona, 7 marzo 1998.

297. Libenson MH, Stafstrom CE, Rosman NP. Tonic "seizures" in a patient with brainstem demyelination: MRI study of brain and spinal cord. Pediatr Neurol 1994; 11:258-262.

298. Liu X, Linnington C, Webster HF, Lassmann S, Yao DL, Hudson LD, Wekerle H, Kreutzberg GW. Insulin-like growth factor-I treatment reduces immune cell responses in acute non-demyelinative experimental autoimmune encephalo-myelitis. J Neuroscienc Res 1997; 47: 531-538.

299. Liu M, Xu W. [Practical value of IgG index and IgG synthesis rate in multiple sclerosis]. Hua Hsi I Ko Ta Hsueh Hsueh Pao 1994; 25: 215-217.

300. Liveson JA. Peripheral Neurology. Case studies in electrodiagnosis. FA Davis Co, Philadelphia 1991.

301. Longo WE, Ballantyne GH, Modlin IM. Colorectal disease in spinal cord patients. An occult diagnosis. Dis Colon Rectum 1990; 33:131-134.

302. Lorcerie B, Marchal G, Borsotti JP, Guard O, Giroud M, Dumas R, Martin F. Sclerose en plaques associee a une symptomatologie biologique evocatrice d'un lupus erythemateux dissemine. Une observation avec étude anatomique. Rev Med Interne 1989; 10:471-474.

303. Lowis GW. The social epidemiology of disease with particular emphasis on multiple sclerosis. Sci Total Environ 1992; 126:139-164.

304. Lublin FD. Relapsing experimental allergic encephalomyelitis. An autoimmune

model of multiple sclerosis. Springer Semin Immunopathol 1985; 8:197-208.

305. Lublin FD, Whitaker JN, Eidelman BH, Miller AE, Arnason BGW, Burks JS. Management of patients receiving interferon beta-1b for multiple sclerosis. Report of a consensus conference. Neurology 1996; 45: 12-18.

306. Lynch SG, Rose JW, Smoker W, Petajan JH. MRI in familial multiple sclerosis. Neurology 1990; 40:900-903.

307. MacGregor HS, Latiwonk QI. Complex role of gamma-herpesviruses in multiple sclerosis and infectious mononucleosis. Neurol Res 1993; 15: 391-394.

308. Macchi G. Experimental patterns related to multiple sclerosis pathology. Riv Neurol 1987; 57:145-153.

309. Machado A. Antología poética. Austral, Madrid 1975.*

310. Mahler ME. Behavioral manifestations associated with multiple sclerosis. Psychiatr Clin North Am 1992; 15: 427-438.

311. Malmgren RM, Dudley JP, Visscher BR, Valdiviezo NL, Clark VA, Deterls R. Mortality in persons with multiple sclerosis in the Seattle and Los Angeles areas. JAMA 1981; 246: 2042-2046.

312. Malmgren RM, Valdiviezo NL, Visscher BR et al. Underlying cause of death as recorded for multiple sclerosis patients: associated factors. J Chron Dis 1983; 36: 699-705.

313. Malosse D, Perron H, Sasco A, Seigneurin JM. Correlation between milk and dairy product consumption and multiple sclerosis prevalence: a worldwide study. Neuroepidemiology 1992; 11: 304-312.

314. Mandel AR, Keller SM. Stress management in rehabilitation. Arch Phys Med Rehabil 1986; 67:375-379.

315. Marburg O. Die sogenannte akute Multiple Sklerose. Jahrb Psychiatrie 1906; 27:211-312.

316. Martí-Fábregas J, Martínez JM, Illa I, Escartin A. Myelopathy of unknown etiology. A clinical follow-up and MRI study of 57 cases. Acta Neurol Scand 1989; 80:455-460.

317. Martin R, McFarland HF. Immuno-logical aspects of experimental allergic encephalomyelitis and multiple sclerosis. Crit Rev Clin Lab Sci 1995; 32:121-82.

318. Martin R, Matias-Guiu J, Molto JM, Insa R, Falip R, Oltra A. Epidemiología de la esclerosis multiple en el area sanitaria de Alcoy: influencia del grupo sanguíneo. Neurología 1989; 4:301-302.

319. Martinovic Z, Ristanovic D, Jovanovic V. Some uses of visual evoked potentials in the diagnostics of neurological disorders in developmental period. Neurologija 1989; 38:295-310.

320. Martyn CN. Childhood infection and adult disease. Ciba Found Symp. 1991; 156: 93-102.

321. Mascarella JJ, Hudson DC. Dysimmune neurologic disorders. AACN Clin Issues Crit Care Nurs 1991; 2:675-684.

322. Masjuan J, Buisan J, Gimeno A, Álva-rez Cermeno JC. Discinesias paroxísticas como manifestación inicial de la esclerosis multiple. Neurología. 1998; 13: 45-48

323. Matías-Guiu J. Neuroepidemiología. JR Prous, Barcelona 1993.

324. Matthews WB. Clinical aspects. En Matthews WB, Compston A, Allen IV, Martyn CN (eds). Mc Alpine's Multiple Sclerosis, pp 231-250. Churchill Livingstone, London 1991.

325. Mattson D, Petrie M, Srivastava DK, McDermott M. Multiple sclerosis. Sexual dysfunction and its response to medication. Arch Neurol 1995; 52: 862-868.

326. McAlpine D, Lumsden CE, Acheson ED. Multiple sclerosis: a reappraisal. Churchill-Livingstone, Edimburgh 1972.

327. McDonald WI. The dynamics of multiple sclerosis. The Charcot Lecture. J Neurol 1993; 240:28-36.

328. McDonald WI, Miller DH, Thompson AJ. Are magnetic resonance findings predictive of clinical outcome in therapeutic trials in multiple sclerosis? The dilemma of interferon-beta. Ann Neurol 1994; 36: 14-18.

329. McDonald WI, Miller DH, Barnes D. The pathological evolution of multiple sclerosis. Neuropathol Appl Neurobiol 1992; 18: 319-334.

330. McDonnell GV, Hawkins SA. An epidemiologic study of multiple sclerosis in Northern Ireland. Neurology 1998; 50: 423-428

331. McFarland HF, Frank JA, Albert PS et al. Using Gadolinium-enhanced magnetic resonance imaging lesions to monitor disease activity in multiple sclerosis. Ann Neurol 1992; 23: 758-766.

332. McKahn GM. Multiple sclerosis. Ann Rev Neurosci 1982; 5:219.

333. McHatters GR, Scham RG. Bird viruses in multiple sclerosis: combination of viruses or Marek's alone? Neurosci Lett 1995; 188: 75-76.

334. McLeod JG, Hammond SR, Hallpike JF. Epidemiology of multiple sclerosis in Australia. With NSW and SA survey results. Med J Aust 1994; 160:117-122.

335. McMichael AJ, Hall AJ. Does immunosuppressive ultraviolet radiation explain the latitude gradient for multiple sclerosis? Epidemiology 1997; 8: 642-645.

336. Medaer R. Does the history of multiple sclerosis go back as far as the 14th century? Acta Neurol Scand 1979; 60: 189-192.

337. Midgard R, Riise T, Svanes C, Kvale G, Nyland H. Incidence of multiple sclerosis in More and Romsdal, Norway from 1950 to 1991. An age-period-cohort analysis. Brain 1996; 119:203-211.

338. Millar JHD, Allison RS, Cheesman EA, Merrett JD. Pregnancy as a factor influencing relapse in disseminated sclerosis. Brain 1959; 82: 417-426.

339. Miller A. Current and investigational therapies used to alter the course of disease in multiple sclerosis. South Med J 1997; 90:367-375. (a)

340. Miller DH. Magnetic resonance in monitoring the treatment of multiple sclerosis. Ann Neurol 1994; 36 (suppl): S91-94.

341. Miller DH. Demyelinating diseases. Editorial comment. Current Opinion in Neurology 1997; 10:179-180. (b)

342. Miller DJ, Asakura K, Rodríguez M. Experimental strategies to promote central nervous system remyelination in multiple sclerosis: insights gained from the Theiler's virus model. J Neurosc Res 1995; 41: 291-296.

343. Miller H, Ridley A, Schapira K. Multiple sclerosis: a note on social class. Br Med J 1960; 2: 343-345.

344. Minderhoud JM, van der Hoeven JH, Prange AJ. Course and prognosis of chronic progressive multiple sclerosis. Results of an epidemiological study. Acta Neurol Scand 1988; 78:10-15.

345. Mititelu G, Bourceanu I. [Possible involvement of the canine distemper virus in the epidemiology of multiple sclerosis]. Posibila implicatie a virusului distemper canin in epidemiologia sclerozei multiple. Rev Med Chir Soc Med Nat Iasi 1985; 89:451-453. (a)

346. Mititelu G; Bourceanu I. Retrospec-tive epidemiology in multiple sclerosis and significance of canine morbillivirus in the

illness etiology. Neurol Psychiatr (Bucur) 1985; 23:59-63. (b)

347. Modrego Pardo PJ, Latorre MA, Lopez A, Errea JM. Prevalence of multiple sclerosis in the province of Teruel, Spain. J Neurol. 1997; 244: 182-185.

348. Mohr DC, Goodkin DE, Likosky W et al. Treatment of depression improves adherence to interferon beta-1b therapy for multiple sclerosis. Arc Neurol 1997; 54:531-533.

349. Moller A, Wiedemann G, Rohde U, Backmund H, Sonntag A. Correlates of cognitive impairment and depressive mood disorder in multiple sclerosis. Acta Psy-chiatr Scand 1994; 89: 117-121.

350. Monge Argiles JA, Palacios Ortega F, Vila Sobrino JA, Matías-Guiu J. Heart rate variability in multiple sclerosis during a stable phase. Acta Neurol Scand 1998; 97: 86-92

351. Monod J. El azar y la necesidad. Ensayo sobre la filosofía natural de la biología moderna. Seix Barral, Barcelona 1971.

352. Monteyne P, Bureau JF, Brahic M. The infection of mouse by Theiler's virus: from genetics to immunology. Immunol Rev 1997; 159: 163-176

353. Montgomery RD. HTLV-1 and tropical spastic paraparesis. 1. Clinical features, pathology and epidemiology. Trans R Soc Trop Med Hyg 1989; 83:724-728.

354. Moore GRW. Neuropathology and pathophysiology of the multiple sclerosis lesion. En: Paty DW, Ebers GC. Multiple sclerosis, pp 257-327. FA Davis Company, Philadelphia 1998

355. Moore PM, Lisak RP. Multiple sclerosis and Sjogren's syndrome: a problem in diagnosis or in definition of two disorders of unknown etiology? (editorial). Ann Neurol 1990; 27:585-586.

356. Morgagni GB. De sedibus et causis morborum (1761). Citado en Porter (1997).

357. Morris JC. Case of the late Dr CW Pennock. Am J med Sci 1868; 56:138-144 (citado por DeJong 1970).

358. Morselt AF. The role of environmental factors and pollutants in combination with genetic predisposition in the etiology of multiple sclerosis: possibilities for prevention? (letter). J Child Neurol 1989; 4:228-229.

359. Moscarello MA, Wood DD, Ackerley C, Boulias C. Myelin in multiple sclerosis is developmentally immature. J Clin Invest 1994; 94:146-154.

360. Moulin DE, Foley KM, Ebers GC. Pain syndromes in multiple sclerosis. Neurology 1988; 38:1830-1834.

361. Moxon D. Case of insular sclerosis of brain and spinal cord. Lancet 1873; 1:236.

362. Mueller ME, Gruenthal M, Olson WL, Olson WH. Gabapentin for relief of upper motor neuron symptoms in multiple sclerosis. Arch Phys Med Rehabil 1997; 78:521-524.

363. Muller FA, Hanny PE, Wichman W et al. Cerebrospinal fluid immunoglobulins and multiple sclerosis. Arch Neurol 1989; 46: 367-371.

364. Munschauer III FE, Kinkel RP. Managing side effects of interferon-beta in patients with relapsin-remitting multiple sclerosis. Clinical Therapeutics 1997; 19:883-893.

365. Murrell TGC, Hasrbige LS, Robinson IC. A review of the aetiology of multiple sclerosis: an ecological approach. Ann Hum Biol 1991; 18: 95-112.

366. Myhr KM, Riise T, Barrett-Connor E, Myrmel H, Vedeler C, Gronning M, Kalvenes MB, Nyland H. Altered antibody pattern to Epstein-Barr virus but not to other herpesviruses in multiple sclerosis: a population based case-control study from western Norway.

J Neurol Neurosurg Psychiatry 1998; 64: 539-542

367. Nadol JB Jr. Vestibular neuritis. Otolaryngol Head Neck Surg 1995; 112:162-72.

368. Nelson DA. Dorsal root ganglia may be reservoirs of viral infection in multiple sclerosis. Med Hypotheses 1993; 40:278-283.

369. Nelson LM, Franklin GM, Jones MC. Risk of multiple sclerosis exacerbation during pregnancy and breast-feeding. JAMA 1988; 259:3441-3443.

370. Nicoletti R, Mina A, Balzaretti G, Tessera G, Ghezzi A. Transito intestinale con marker radiopachi nei pazienti affetti da sclerosi multipla. Radiol Med (Torino) 1992; 83:428-430.

371. Niedner H. Mitología nórdica. Edicomunicación, Barcelona 1997.

372. Nielsen L, Larsen AM, Munk M, Vestergaard BF. Human herpesvirus-6 immunoglobulin G antibodies in patients with multiple sclerosis. Acta Neurol Scand Suppl 1997; 169:76-78.

373. Nimzowitch A. Mi sistema. Ricardo Aguilera Editor, Madrid 1971.

374. Noronha A, Toscas A, Jensen MA. Contrasting effects of alpha, beta and gamma interferons on nonspecific suppressor function in multiple sclerosis. Ann Neurol 1992; 31: 103-106.

375. Noseworthy JH, Miller DH. Measurement of treatment efficacy and new trial results in multiple sclerosis. Current Opinion in Neurology 1997; 10:201-210.

376. Noy S, Achiron A, Gabbay U, Barak Y, Rotstein Z, Laor N, Sarova-Pinhas I. A new approach to affective symptoms in relapsing-remitting multiple sclerosis. Compr Psychiatry 1995; 36: 390-395.

377. Oger JJF, Vorobeychick G, Al-Fahim A, Aziz T, Edan G, Paty D. Neutralizing antibodies in Betaseron-treated MS patients and in vitro immune function before treatment. Neurology 1997; 48: A80.

378. Oksenberg JR, Hauser SL. New insights into the immunogenetics of multiple sclerosis. Current Opinion in Neurology 1997; 10:181-185.

379. O'Neil D, Byrne E, Roberts L, Gates P. Hemitonic seizures: etiological and diagnostic considerations. Acta Neurol Scand 1991; 84:59-64.

380. Operskalski EA, Visscher BR, Malmgren RM, Detels R. A case-control study of multiple sclerosis. Neurology 1989; 39:825-829.

381. Ordia JI, Fischer E, Adamski E, Spatz EL. Chronic intrathecal delivery of baclofen by a programmable pump for the treatment of severe spasticity. J Neurosurg 1996; 85:452-457.

382. O'Riordan JI. Central nervous system white matter diseases other than multiple sclerosis. Current Opinion in Neurology 1997; 10:211-214.

383. Orn P. [Is UV radiation the explana-tion of geographical distribution? A new theory on latitude differences in the occurrence of multiple sclerosis]. UV-stralning forklarar geografisk spridning? Ny teori om latitudskillnaderna i utbredningen av multipel skleros. Lakartidningen 1998; 95: 825

384. Ortega y Gasset J. Para una psicología del hombre interesante. Revista de Occidente, XXV (julio 1925). En: Ortega y Gasset J. Para la cultura del amor. Ediciones El arquero, Madrid 1988.

385. Pachmann L. Estrategia moderna en ajedrez. Ediciones Martínez Roca, Barcelona 1971.

386. Page RI. Mitos nórdicos. Akal, Madrid 1992.

387. Panitch HS, Hirsch RL, Haley AS, Johnson KP. Exacerbations of multiple sclerosis in patients treated with gamma interferon. Lancet 1987; 1: 893-895.

388. Papo T, Marcellin P, Bernuau J, Durand F, Poynard T, Benhamou JP. Autoimmune chronic hepatitis exacerbated by alpha-interferon. Ann Intern Med 1992; 116:51-53.

389. Paris C. El animal cultural. Biología y cultura en la realidad humana. Ed. Crítica, Barcelona 1994.

390. Paty DW. The interferon-beta 1b clinical trial and its implications for other trials. Ann Neurol 1994; 36 (suppl): S113-114.

391. Paty DW, Ebers GC. Multiple sclerosis. FA Davis Company, Philadelphia 1998 (*passim*).

392. Paty DW, Hashimoto SA, Ebers GC. Management of multiple sclerosis and interpretation of clinical trials. En: Paty DW, Ebers GC (eds). Multiple sclerosis, pp 427-545. FA Davis Company, Philadelphia 1998.

393. Paty DW, Li DKB, UBC MS/MRI Study Group, and the IFNB Multiple Sclerosis Study Group. Interferon beta-1b is effective in relpssing-remitting multiple sclerosis. II. MRI analysis results of a multicenter, randomized, double-blind, placebo-controlled trial. Neurology 1993; 43:662-667.

394. Pellkofer M, Paulig M. Vergleichende Doppelblindstudie zur Wirksamkeit und Ver-traglichkeit von Baclofen, Tetrazepam und Ti-zanidin bei spastischer Bewegungsstorung der unteren Extremitaten. Med Klin 1989; 84:5-8.

395. Pellegrino R, Roberts A, Harper-Bennie J. The use of in-home portable conductive cooling units. Multiple Sclerosis Association of America, Cherry Hill, NJ 1997.

396. Peña Yáñez A, Suárez Pañeda JR, González Maldonado R, Morata Pérez J, Vela Bueno A. Sistematización de las narcolepsias en modelos estructurales: el síndrome de Pickwick como variante. Rev Neurología 1977; 24:355-370.

397. Peraire M. Diagnostico y tratamiento del paciente con neuralgia del trigémino. Neurologia 1997; 12: 12-22.

398. Pestka S. The purification and manufacture of human interferons. Sci Amer 1983; 249: 36-43.

399. Phadke JG. Survival pattern and cause of death in patients with multiple sclerosis: results from an epidemiological survey in north east Scotland. J Neurol Neurosurg Psychiatry 1987; 50:523-531.

400. Phadke JG. Clinical aspects of multiple sclerosis in north-east Scotland with particular reference to its course and prognosis. Brain 1990; 113:1597-1628.

401. Phadke JG, Downie AW. Epidemilogy of multiple sclerosis in the north-east (Grampian region) of Scotland -an update. J Epidemiol Community Health 1987; 41: 5-13.

402. Piscane A, Impagliazzo N, Russo M et al. Breast feeding and multiple sclerosis. Br Med J 1994; 308: 1411-1412.

403. Platón. Las leyes, o Sobre la legislación (hacia 357-347 aC), II, 653d. Centro de Estudios Constitucionales, 1983.*

404. Pliskin NH, Hamer DP, Goldstein DS et al. Improved delayed visual reproduction test performance in MS patients receiving interferon beta-1b. Neurology 1996; 47: 1463-1468.

405. Pliskin NH, Towle VL, Hamer DP et al. The effects of interferon-beta on cognitive function in multiple sclerosis. Ann Neurol 1994; 36:326.

406. Plohmann AM, Kappos-L, Ammann W, Thordai A, Wittwer A, Huber S, Bellaiche Y, Lechner-Scott J. Computer assisted retraining of attentional impairments in patients with

multiple sclerosis. J Neurol Neurosurg Psychiatry 1998; 64: 455-462

407. Portenoy RK, Yang K, Thorton D. Chronic intractable pain: an atypical presentation of multiple sclerosis. J Neurol 1988; 235:226-228.

408. Porter R. The greatest benefit to mankind. A medical history of humanity from antiquity to the present. Harper Collins Pub, London 1997.

409. Poser CM. Multiple sclerosis. Observations and reflections--a personal memoir. J Neurol Sci 1992; 107: 127-140.

410. Poser CM. The epidemiology of multiple sclerosis: a general overview. Ann Neurol 1994; 36 (suppl): 180-193.

411. Poser CM. The dissemination of multiple sclerosis: a Viking saga? A historical essay. Ann Neurol 1994; 36 (suppl 2):S231-243. (b)
412. Poser CM. Viking voyages: the origin of multiple sclerosis? An essay in medical history. Acta Neurol Scand 1995 (suppl); 161: 11-22.

413. Poser CM. Notes on the epidemiology of multiple sclerosis. J Formos Med Assoc 1995; 94:300-308. (b)

414. Poser S, Kurtzke JF, Poser W, Schlaf G. Survival in multiple sclerosis. J Clin Epidemiol 1989; 42:159-168.

415. Poser CM, Paty DW, Scheinberg L, McDonald WI, Davis FA, Ebers GC, Johnson KP, Sibley WA, Silberberg DH, Tourtellotte WW. New diagnostic criteria for multiple sclerosis: guidelines for research protocols. Ann Neurol 1983; 13:227-231.

416. Pozzilli C, Bastianello S, Padovani A et al. Anterior corpus callosum atrophy and verbal fluency in multiple sclerosis. Cortex 1991; 27: 441-445. (a)

417. Pozzilli C, Fieschi C, Perani D, Paulesu E, Comi G. Relationship between corpus callosum atrophy and cerebral metabolic assymmetries in multiple sclerosis. J Neurol Sci 1992; 112: 51-57.

418. Pozzilli C, Gasperini C, Anzini A, Grasso MG, Ristori G, Fieschi C. Anatomical and functional correlates of cognitive deficit in multiple sclerosis. J Neurol Sci 1993; 115 (suppl):S55-8.
419. Pozzilli C, Passafiume D, Bernardi S, Pantano P, Incoccia C, Bastianello S, Bozzao L, Lenzi GL, Fieschi C. SPECT, MRI and cognitive functions in multiple sclerosis. J Neurol Neurosurg Psychiatry 1991; 54:110-115.(b)

420. Povey R, Dowie R, Prett G. Learning to live with multiple sclerosis. Sheldom Press, London 1997.

421. Prada A. Se canta lo que se pierde. Fonomusic 1980.

422. Proust M. A la recherche du temps perdu (1913). Alianza Editorial, Madrid 1975.*

423. Pryse-Phillips W. Companion to Clinical Neurology. Little, Brown and Co, Boston 1995.

424. Pryse-Phillips WE. The incidence and prevalence of multiple sclerosis in Newfoundland and Labrador, 1960-1984. Ann Neurol 1986; 20: 323-328.

425. Pugnetti L, Mendozzi L, Motta A et al. MRI and cognitive patterns in relapsing remitting multiple sclerosis. J Neurol Sci 1993; 115 (suppl):59-65.

426. Quevedo y Villegas F (1580-1645). Poesía original completa. Planeta, Barcelona 1981.

427. Rao SM. Neuropsychology of multiple sclerosis: A critical review. J Clin Exp Neuropsychol 1986; 8:503-542.

428. Rao SM. Neuropsychology of multiple sclerosis. Curr Opin Neurol 1995; 8: 216-220.

429. Rao SM, Hammeke TA, McQuillen MP et al. Memory disturbances in chronic progressive multiple sclerosis. Arch Neurol 1984; 41: 625.

430. Rao SM, Leo GJ, Bernardin L et al. Cognitive dysfunction in multiple sclerosis, I. Frecuency, patterns, and predictions. Neurology 1991; 41: 685-690.

431. Rao SM, Leo GJ, Ellington L, Nauertz T, Bernardin L, Unverzagt F. Cognitive dysfunction in multiple sclerosis, II. Impact on employment and social functioning. Neurology 1991; 41: 692-696.

432. Reid TR. El imperio romano. National Geographic 1997, 1:2-41.

433. Reingold SC. Advances in the understanding and treatment of multiple sclerosis. J Neuroimmunol 1993; 44:221-224.

434. Revilla F. Diccionario de iconografía y simbología. Ed. Cátedra, Madrid 1995.

435. Reynolds EH. Multiple sclerosis and vitamin B12 metabolism. J Neuroimmunol 1992; 40: 225-230.

436. Riikonen R. The role of infection and vaccination in the genesis of optic neuritis and multiple sclerosis in children. Acta Neurol Scand 1989; 80:425-431.

437. Riise T, Gronning M, Aarli JA, Nyland H, Larsen JP, Edland A. Prognostic factors for life expectancy in multiple sclerosis analysed by Cox-models. J Clin Epidemiol 1988; 41:1031-1036.

438. Ritchie Russell W. Multiple sclerosis: occupation and social group at onset. Lancet 1971; ii: 832-834.

439. Rohowsky-Kochan C, Dowling PC, Cook SD. Canine distemper virus-specific antibodies in multiple sclerosis. Neurology 1995; 45:1554-1560.

440. Rolak LA. Multiple sclerosis. En: Evans R (ed). Prognosis of neurological disorders, pp 295-300. Oxford University Press, New York 1992.

441. Rolak LA. Neurology secrets. Hanley & Belfus Inc, Philadelphia 1993.

442. Roman GC. Retrovirus-associated myelopathies. Arch Neurol 1987; 44:659-663.

443. Roman GC, Schoenberg BS, Madden DL, Sever JL, Hugon J, Ludolph A, Spencer PS. Human T-lymphotropic virus type I antibodies in the serum of patients with tropical spastic paraparesis in the Seychelles. Arch Neurol 1987; 44:605-607.

444. Ron MA, Callanan MM, Warrington EK. Cognitive anomalies in multiple sclerosis: a psychometric and MRI study. Psychol Med 1991; 21:59-68.

445. Roquer J, Vallecillo G, Palomeras E, Pou A. Manifestaciones paroxísticas en la esclerosis múltiple. Neurología 1997; 12: 369-370.

446. Rosati G. Descriptive epidemiology of multiple sclerosis in Europe in the 1980s: a critical overview. Ann Neurol 1994; 36 (suppl): 164-174.

447. Rosati G, Aiello I, Pirastru MI, Mannu L, Sanna G, Sau GF, Sotgiu S. Epidemiology of multiple sclerosis in Northwestern Sardinia: further evidence for higuer frecuency in Sardinians compared to other Italians. Neuroepidemiology 1996; 15: 10-19.

448. Rose AS, Kuzuma JW, Kurtzke JF, Namerow NS, Sibley WA, Tourtellotte WW. Cooperative study in the evaluation of therapy in multiple sclerosis: ACTH vs. Placebo. Neurology 1970; 20:1-59.

449. Ross RT, Cheang M. Common infectious diseases in a population with low multiple sclerosis and varicella occurrence. J Clin Epidemiol 1997; 50: 337-339.

450. Ross RT, Nicolle LE, Cheang M. Varicella zoster virus and multiple sclerosis in a Hutterite population. J Clin Epidemiol 1995; 48: 1319-1324.

451. Ross RT, Nicolle LE, Dawood MR, Cheang M, Feschuk C. Varicella zoster antibodies after herpes zoster, varicella and multiple sclerosis. Can J Neurol Sci 1997; 24: 137-139.

452. Rothwell PM, McDowell Z, Wong CK, Dorman PJ. Doctors and patients don't agree: cross sectional study of patients' and doctors' perceptions and assessments of disability in multiple sclerosis. BMJ 1997; 314: 1580-1583.

453. Rudge P. J Neurol Neurosurg Psychiatry 1991; 54: 853-855 (citado por Barraquer-Bordás).

454. Rudick RA, Sibley W, Durelli L. Treatment of multiple sclerosis with type I interferons. En: Goodkin DE, Rudick RA. Multiple sclerosis. Advances in clinical trial design, treatment and future perspectives. Springer, London 1996.

455. Rumpf HJ, Wessel K. [Coping pattern and adjustment in multiple sclerosis] Copingmuster und Adaptivitat bei multipler Sklerose. Nervenarzt 1995; 66: 624-629.

456. Runmarker B, Andersen O. Pregnancy is associated with a lower risk of onset and a better prognosis in multiple sclerosis. Brain 1995; 118:253-261.

457. Sabatini U, Pozzilli C, Pantano P, Koudriavtseva T, Padovani A, Millefiorini E, Di Biasi C, Gualdi GF, Salvetti M, Lenzi GL. Involvement of the limbic system in multiple sclerosis patients with depressive disorders. Biol Psychiatry 1996; 39: 970-975.

458. Sadovnick AD. Genetic epidemiology of multiple sclerosis: a survey. Ann Neurol 1994; 36 (Suppl 2P):S194-203.

459. Sadovnick AD, Bulman D, Ebers GC. Parent-child concordance in multiple sclerosis. Ann Neurol 1991; 29:252-255.

460. Sadovnick AD, Ebers GC. Epidemiology of multiple sclerosis: a critical overview. Can J Neurol Sci 1993; 20: 17-29.

461. Sandyk R. Rapid normalization of visual evoked potentials by picoTesla range magnetic fields in chronic progressive multiple sclerosis. Int J Neurosci 1994; 77:243-59.

462. Sandyk R. Premenstrual exacerbation of symptoms in multiple sclerosis is attenuated by treatment with weak electromagnetic fields. Int J Neurosci 1995; 83:187-198. (a)

463. Sandyk R. Weak electromagnetic fields restore dream recall in patients with multiple sclerosis. Int J Neurosci 1995; 82: 113-125. (b)

464. Sandyk R. The pineal gland, cataplexy, and multiple sclerosis. Int J Neurosci 1995; 83:153-163. (c)

465. Sandyk R. Long term beneficial effects of weak electromagnetic fields in multiple sclerosis. Int J Neurosci 1995; 83:45-57.(d)

466. Sandyk R. Treatment with electromagnetic field alters the clinical course of chronic progressive multiple sclerosis -a case report. Int J Neurosci 1996; 88:75-82.

467. Sandyk R, Awerbuch GI. The pineal gland in multiple sclerosis. Int J Neurosci 1991; 61:61-67.

468. Sandyk R, Awerbuch GI.Vitamin B12 and its relationship to age of onset of multiple sclerosis. Int J Neurosci 1993; 71:93-99. (a)

469. Sandyk R, Awerbuch GI.Nocturnal melatonin secretion in suicidal patients with multiple sclerosis. Int J Neurosci 1993; 71:173-182.(b)

470. Sau GF, Aiello I, Siracusano S, Belgrano M, Pastorino M, Balsamo P, Magnano I, Rosati G. Pudendal nerve somatosensory evoked potentials in probable multiple sclerosis. Ital J Neurol Sci 1997; 18: 289-291

471. Saul RF, Hayat G, Selhorst JB. Visual evoked potentials during hyperthermia. J Neuroophthalmol 1995; 15:70-78.

472. Savettieri G, Elian M, Giordano D, Grimaldi G, Ventura A, Dean G. A further study on the prevalence of multiple sclerosis in Sicily: Caltanissetta city. Acta Neurol Scand. 1986 Jan. 73(1). P 71-5.

473. Savettieri G, Salemi G, Ragonese P, Aridon P, Scola G, Randisi G. Prevalence and incidence of multiple sclerosis in the city of Monreale, Italy. J Neurol. 1998; 245: 40-43

474. Sayetta RB. Theories of the etiology of multiple sclerosis: a critical review. J Clin Lab Immunol 1986; 21:55-70.

475. Schiffer RB, Weitkamp LR, Wineman NM, Guttormsen S. Multiple sclerosis and affective disorder. Family History, sex, and HLA-DR antigens. Arch Neurol 1988; 45:1345-1348.

476. Schluter B, Aguigah G, Andler W. Hypersomnie bei Multipler Sklerose. Klin Padiatr 1996; 208:103-105.

477. Schubert DS; Foliart RH. Increased depression in multiple sclerosis patients. A meta-analysis. Psychosomatics 1993; 34:124-130.

478. Schwartz GG. Multiple sclerosis and prostate cancer: what do their similar geographies suggest? Neuroepidemiology 1992; 11:244-254.

479. Scolding N. Strategies for repair and remyelination in demyelinating diseases. Current Opinion in Neurology 1997; 10:193-200.

480. Scott TF. Diseases that mimic multiple sclerosis. Postgrad Med 1991; 89:187-191.

481. Seguin EC, Shaw JC, van Derveer A. A contribution to the pathological anatomy of disseminated cerebro-spinal sclerosis. J Nerv Ment Dis 1878; 5:281-293 (citado por DeJong 1970).

482. Sehlen S, Uhlenbrock D. MR-Untersuchungen zur Geschlechts-, Alters- und Krankheitsabhangigkeit der Eisen-ablagerungen im Gehirn. Digitale Bild-diagn 1988; 8:70-77.

483. Selhorst JB, Saul RF. Uhthoff and his symptom. J Neuroophthalmol 1995; 15: 63-69.

484. Sellal F. Les demences sous-corticales. Rev Med Interne 1996; 17:419-424.

485. Sepcic J, Mesaros E, Materljan E, Sepic-Grahovac D. Nutritional factors and multiple sclerosis in Gorski Kotar, Croatia. Neuroepidemiology 1993; 12:234-240.

486. Shapira K, Poskanzer DC, Newell DJ, Miller HD. Marriage, pregnancy and multiple sclerosis. Brain 1966; 89: 419-428.

487. Sharief MK, Thompson EJ. Intrathecal immunoglobulin M synthesis in multiple sclerosis. Relationship with clinical and cerebrospinal fluid parameters. Brain 1991; 114:181-195.

488. Shepherd DI, Summers A. Prevalence of multiple sclerosis in Rochdale. J Neurol Neurosurg Psychiatry 1996; 61:415-417.

489. Siblerud RL. A comparison of mental health of multiple sclerosis patients with silver/mercury dental fillings and those with fillings removed. Psychol Rep 1992; 70: 1139-1151.

490. Sibley WA. Therapeutic claims in multiple sclerosis. Demos Vermande, New York 1996. (*passim*)

491. Sibley WA, Bamford CR, Clark K. Clinical viral infections and multiple sclerosis. Lancet 1985; i: 1313-1315.

492. Sinclair HM. Deficiency of essential fatty acids and atherosclerosis etcetera. Lancet 1956; 1: 381-383.

493. Skegg DC, Corwin PA, Craven RS, Malloch JA, Pollock M. Occurrence of multiple sclerosis in the north and south of New Zealand. J Neurol Neurosurg Psychiatry 1987; 50:134-139.

494. Sloan JB, Berk MA, Gebel HM, Fretzin DF. Multiple sclerosis and systemic lupus erythematosus. Occurrence in two generations of the same family. Arch Intern Med 1987; 147:1317-1320.

495. Smith AS, Meisler DM, Weinstein MA, Tomsak RL, Hanson MR, Rudick RA, Farris BK, Ransohoff RM. High-signal periventricular lesions in patients with sarcoidosis: neurosarcoidosis or multiple sclerosis? AJR Am J Roentgenol 1989; 153:147-152.

496. Smith CR, Shapiro RT. Neurology. En: Kalb RC (ed). Multiple sclerosis. The questions you have, the answers you need, pp 7-39. Demos Vermande, New York 1996.

497. Sobel RA. Anatomía patológica de la esclerosis múltiple. En: Antel JP. Esclerosis múltiple. Clínicas Neurológicas de Norteamérica, 1995; 1:1-21.

498. Sola P, Merelli E, Marasca R et al. Human herpesvirus 6 and multiple sclerosis: survey of anti-HHV-6 antibodies by immunofluorescence analysis and of viral sequences by polymerase chain reaction. J Neurol Neurosurg Psychiatry 1993; 56: 917-919.

499. Sorensen PS. Intravenous immuno-globulin G therapy: effects of acute and chronic treatment in multiple sclerosis. Mult Scler 1996; 1: 349-352

500. Souberbielle BE, Martin-Mondiere C, O'Brien ME, Carydakis C, Cesaro P, Degos JD. A case-control epidemiological study of MS in the Paris area with particular reference to past disease history and profession.Acta Neurol Scand 1990; 82:303-310.

501. Stackpoole A, Mertin J. The effect of prostaglandin precursos in *in vivo* models of cell mediated immunity. Prog Lipid Res 1981; 20: 649-654.

502. Staerman F, Coeurdacier P, Guiraud P, Cipolla B, Lobel B. Valeur diagnostique de l'enregistrement des erections nocturnes. Prog Urol 1996; 6:403-408.

503. Stenager E, Knudsen L, Jensen K. Acute and chronic pain syndromes in multiple sclerosis. Acta Neurol Scand 1991; 84:197-200.

504. Stenager E, Stenager EN, Jensen K. Multiple sclerosis and sex. Semin Neurol 1992; 12: 120-124.

505. Stenager E, Stenager EN, Jensen K. Sexual function in multiple sclerosis. A 5-year follow-up study. Ital J Neurol Sci 1996; 17:67-69.

506. Stevenson RL. El club de los suicidas (1880). Unidad Editorial, Madrid 1998.*

507. Stip E, Truelle JL. Syndrome de personnalite organique dans la sclerose en plaque et influence du stress sur les poussées. Can J Psychiatry 1994; 39: 27-33.

508. Storch M, Lassmann H. Pathology and pathogenesis of demyelinating diseases. Current Opinion in Neurology 1997; 10:186-192.

509. Swank RL. Multiple sclerosis: a correlation of its incidence with dietary fat. Am J Med Sci 1950; 220: 421-430.

510. Swank RL. Multiple sclerosis: fat-oil relationship. Nutrition 1991; 7:368-376.

511. Swank RL, Grimsgaard A. Multiple sclerosis: the lipid relationship. Am J Clin Nutr 1988; 48:1387-1393.

512. Swank RL, Lerstead O, Strom A, Backer J. Multiple sclerosis in rural Norway. N Engl J Med 1952; 246: 721-728.

513. Symons AL, Bortolanza M, Godden S, Seymour G. A preliminary study into the dental health status of multiple sclerosis patients. Spec Care Dentist 1993; 13:96-101.

514. Taggart HM. Multiple sclerosis update. Orthop Nurs 1998; 17: 23-27.

515. Tan CT. Prognosis of patients who present with an episode of myelopathy of unknown origin in Malaysia: a retrospective study of 52 patients. Aust N Z J Med 1989; 19:297-302.

516. Tanaka M, Suzuki T, Endo K, Harayama H. [A case of multiple sclerosis with galactorrhea amenorrhea syndrome]. Rinsho Shinkeigaku 1997; 37: 483-486.

517. The Canadian Cooperative Multiple Sclerosis Study Group. The Canadian cooperative trial of cyclophosphamide and plasma exchange in progressive multiple sclerosis. Lancet 1991; 337:441-446.

518. Theiler M. Spontaneous encepahlomyelitis of mice: A new virus disease. Science 1934; 80:122.

519. Thompson AJ, Noseworthy JH. New treatments for multiple sclerosis: a clinical perspective. Current Opinion in Neurology 1996; 39: 187-198.

520. Tienari PJ.Multiple sclerosis: multiple etiologies, multiple genes? Ann Med 1994; 26:259-269.

521. Trapp BD, Peterson J, Ransohoff RM, Rudick R, Mork S, Bo L. Axonal transection in the lesions of multiple sclerosis. N Engl J Med 1998; 338: 278-285.

522. Traynelis VC, Hitchon PW, Yuh WT, Kaufman HH. Magnetic resonance imaging and posttraumatic Lhermitte's sign. J Spinal Disord 1990; 3:376-379.

523. Trotot PM, Cabanis EA, Lavayssiere R, Sansonetti PJ, Sandoz-Tronca C, Cabee AE, Tamraz J, Stoffels C, Levillain PM. Apport de l'IRM cerebrale a l'etude des facteurs pronostiques du SIDA. Hypotheses a partir de l'examen de 15 patients. J Radiol 1988; 69:193-196.

524. Trotot PM, Sansonetti PJ, Levillain R, Cabanis EA, Lavayssiere R, Sandoz-Tronca C. Imagerie par resonance magnetique: depistage precoce des atteintes du systeme nerveux central au cours du syndrome d'immunodeficience acquise (SIDA). C R Acad Sci III 1988; 307:1-4.

525. Tsunoda I, Fujinami RS. Two models for multiple sclerosis: experimental allergic encephalomyelitis and Theiler's murine encephalomyelitis virus. J Neuropathol Exp Neurol 1996; 55:673-686.

526. Uede T, Nonaka T, Takigami M, Fujishige M, Tanabe S, Hashi K. [Cavernous malformation of the brain stem: clinical symptom and its surgical indication]. No Shinkei Geka 1991; 19:27-34.

527. Uldry PA, Regli F, Uske A. Apport de l'imagerie par resonance magnetique dans les atteintes medullaires: 127 cas. Schweiz Rundsch Med Prax 1992; 81:1048-1054.

528. Uria DF, Calatayud MT, Virgala P, Díaz A, Chamizo C, Dean G. Multiple sclerosis in Gijon health district, Asturias, northern Spain. Acta Neurol Scand 1997; 96: 375-379

529. Uria DF, Virgala P, Alonso P, Crespo JR, Calatayud T, Arribas JM. Epidemiologia de la esclerosis multiple en Asturias. Neurología 1991; 6:41-45.

530. Vahtera T, Haaranen M, Viramo Koskela AL, Ruutiainen J. Pelvic floor rehabilitation is effective in patients with multiple sclerosis. Clin Rehabil 1997; 11: 211-219.

531. Valberg LS, Flanagan PR, Kertesz A, Ebers GC. Abnormalities in iron metabolism in multiple sclerosis. Can J Neurol Sci 1989; 16:184-186.

532. van Waesberghe JH, Castelijns J, Barkhof F. Magnetization transfer imaging in multiple sclerosis. Int MSJ 1996; 3: 47-57.

533. Vassallo L, Elian M, Dean G. Multiple sclerosis in Southern Europe. II: Prevalence in

Malta in 1978. J Epidemiol Comm Health 1979; 33: 11-13.

534. Vercoulen JH, Hommes OR, Swanink CM, Jongen PJ, Fennis JF, Galama JM, van der Meer JW, Bleijenberg G. The measurement of fatigue in patients with multiple sclerosis. A multidimensional comparison with patients with chronic fatigue syndrome and healthy subjects. Arch Neurol 1996; 53:642-649.

535. Verdier-Taillefer MH, Alperovitch A. Do male patients with multiple sclerosis have an excess of female offspring? Neuroepidemiology 1991; 10:18-23.

536. Visscher BR, Clark VA, Detels R et al. Two populations with multiple sclerosis. Clinical and demographic characteristics. J Neurol 1981; 225: 237-249.

537. Voskuhl RR, Pitchekian-Halabi H, MacKenzie-Graham A, McFarland HF, Raine CS. Gender differences in autoimmune demyelination in the mouse: implications for multiple sclerosis. Ann Neurol 1996; 39:724-733.

538. Walsh A, Walsh PA. Love, self-esteem, and multiple sclerosis. Soc Sci Med 1989; 29: 793-798.

539. Walters ML. Chronic sorrow in multiple sclerosis: a case study (letter). Home Healthc Nurse 1994; 12:57.

540. Warnell P. The pain experience of a multiple sclerosis population: a descriptive study. Axone 1991; 13:26-28.

541. Warner HB, Carp RI. Multiple sclerosis etiology -an Epstein-Barr virus hypothesis. Med Hypotheses 1988; 25:93-97.

542. Warren SA, Warren KG, Greenhill S, Paterson M. How multiple sclerosis is related to animal illness, stress and diabetes? Can Med Assoc J 1982; 126: 377-385.

543. Warren S; Warren KG; Cockerill R. Emotional stress and coping in multiple

sclerosis (MS) exacerbations. J Psychosom Res 1991; 35:37-47.

544. Watanabe I, Iijima H, Imai M. Recovery of visual field defects in ischemic optic neuropathy and idiopathic optic neuritis]. Nippon Ganka Gakkai Zasshi 1991; 95:986-994.

545. Weinreb HJ. Multiple sclerosis (1995-1996). http://aspin .asu.edu/ msnews/ weinreb1.htm

546. Weinshenker BG. Epidemiology of multiple sclerosis. Neurol Clin 1996; 14:291-308.

547. Wellingham-Jones P. Characteristics of handwriting of subjects with multiple sclerosis. Percept Mot Skills 1991; 73: 867-879.

548. Wheeler G, Krausher K, Cumming C, Jung V, Steadward R, Cumming D. Personal styles and ways of coping in individuals who use wheelchairs.AADE Ed J 1996; 34:351-357.

549. Whitham RH, Bourdette DN. Treatment of multiple sclerosis with high-dose methylprednisolone pulse therapy. Neurology (suppl 1) 1989; 39:357. ***

550. Whitman W. Hojas de hierba. Orbis, Barcelona 1997.

551. Whittle IR, Hooper J, Pentland B. Thalamic deep brain stimulation for movement disorders due to multiple sclerosis [letter]. Lancet 1998; 351: 109-110.

552. Wiart L, Joseph PA, Petit H, Dosque JP, de Seze M, Brochet B, Deminiere C, Ferriere JM, Mazaux JM, N'Guyen P, Barat M. The effects of capsaicin on the neurogenic hyperreflexic detrusor. A double blind placebo controlled study in patients with spinal cord disease. Preliminary results. Spinal Cord 1998; 36: 95-99

553. Wild KV, Lezak MD, Whitham RH et al. Psychosocial impact of cognitive impariment in

the multiple sclerosis patient. J Clin Exp Neuropsychol 1991; 13:74.

554. Wilhelm H, Grodd W, Schiefer U, Zrenner E. Uncommon chiasmal lesions: demyelinating disease, vasculitis, and cobalamin deficiency. Ger J Ophthalmol 1993; 2:234-240.

555. Williams KC, Ulvestad E, Hickey WF. Immunology of multiple sclerosis. Clin Neurosci 1994; 2:229-245.

556. Wojtowicz S. Multiple sclerosis and prions. Med Hypotheses 1993; 40:48-54.

557. Wynn DR; Rodriguez M; O'Fallon WM; Kurland LT. A reappraisal of the epidemiology of multiple sclerosis in Olmsted County, Minnesota. Neurology 1990; 40:780-786.

558. Yalaz K, Anlar B, Oktem F et al. Intraventricular interferon and oral inosiplex in the treatment of subacute sclerosing panencephalitis. Neurology 1992; 42: 488.

559. Yetkin FZ, Haughton VM, Papke RA, Fischer ME, Rao SM. Multiple sclerosis: specificity of MR for diagnosis. Radiology 1991; 178:447-451.

560. Yu YL, Woo E, Hawkins BR, Ho HC, Huang CY. Multiple sclerosis amongst Chinese in Hong Kong. Brain 1989; 112:1445-1467.

561. Zainqui JM. Diccionario razonado de sinónimos y contrarios. De Vecchi, Barcelona 1984.

562. Zeldow PB, Pavlou M. Physical and psychosocial functioning in multiple sclerosis: descriptions, correlations, and a tentative typology. Br J Med Psychol 1988; 61:185-195.

563. Zeman AZ, Keir G, Luxton R, Thompson EJ. Serum oligoclonal IgG is a common and persistent finding in multiple sclerosis, and has a systemic source. QJM 1996; 89:187-193.

564. Zilber N, Kahana E. Risk factors for multiple sclerosis: a case-control study in Israel. Acta Neurol Scand 1996; 94: 395-403.